**Büro-Fitness für Sportmuffel**

Manfred Schwarz
Christiane Wettig

# Büro-Fitness für Sportmuffel

mit Soforthilfe und Mini-Workouts bei Stress sowie bei Kopf-, Nacken-, Rücken- oder Handschmerzen

Eichborn

Die Autoren

**Manfred Schwarz** ist Autor zahlreicher Fitness- und Berufsratgeber. Er lebt, arbeitet und treibt Sport in Hamburg. Im Eichborn Verlag sind bereits erschienen: *Drive – Die Golf-Strategie für Manager* (2004), *Die Sehnsucht nach dem Meer wecken* (2003)

**Christiane Wettig** arbeitet als Journalistin und Kommunikationstrainerin in Hamburg. Sie schreibt regelmäßig für namhafte Magazine und Tageszeitungen und hält sich mit Sport fit für den Job.

**Wichtiger Hinweis**
Alle Ratschläge, Übungen und Anregungen in diesem Buch wurden sorgfältig recherchiert und in der Praxis erprobt. Sie sind für Menschen mit normaler Konstitution geeignet. Dennoch sollten Sie selbst entscheiden, ob und inwieweit Sie die Vorschläge in diesem Buch umsetzen. Weder Autoren noch Verlag können für eventuelle Nachteile oder Schäden, die aus den im Buch gegebenen praktischen Hinweisen resultieren, eine Haftung übernehmen.

1 2 3 06 05


Umschlaggestaltung: Christina Hucke
Lektorat: Tanya A. Wegberg, Neuruppin
Satz und Illustrationen: Oliver Schmitt, Mainz
Druck und Bindung: Fuldaer Verlagsanstalt, Fulda
ISBN 3-8218-3839-6

Verlagsverzeichnis schickt gern:
Eichborn Verlag, Kaiserstraße 66, 60329 Frankfurt am Main
www.eichborn.de

# Inhalt

# Kapitel I

# Auf ein Wort

»Den meisten Leuten sollte man in ihr Wappen schreiben:
Wann eigentlich, wenn nicht jetzt.«

*Kurt Tucholsky*

## Sport ist Mord – oder so ähnlich

Sport ist Mord? Genau! Jawohl! Alles Verrückte, die ihre sauer erkämpfte Freizeit auf knochenharten Fahrradsätteln oder an Schrecken erregenden Foltergeräten im Sportstudio verbringen. Haben die nichts Besseres zu tun als Ächzen, Stöhnen und Schwitzen? Da halten Sie, liebe Leserin und lieber Leser, es vielleicht lieber wie Balu der Bär, tänzeln durch Ihren Job, schieben ein paar Fruchtgummis in den Mund und singen dem Chef Ihr Lieblingslied: »Probier's mal mit Gemütlichkeit, mit Ruhe und Gemütlichkeit ...«

Nein? Sie tänzeln nicht und schon gar nicht durch Ihren Job? Womöglich wegen des üppigen Hüftgolds und dieses stechenden Schmerzes im Kreuz? Ganz abgesehen von Ihrem Chef, der keinerlei Verständnis für einen gemächlichen Lebensstil aufbringt und ständig sagt: »Mann, Schulze, Sie sehen ja mal wieder gar nicht fit aus«?

Dann sind Sie hier in diesem Buch genau richtig. Wir haben nämlich eine Menge Verständnis für ausgesprochene Sportmuffel. Und lassen Sie sich bitte nicht davon abschrecken, dass es dann irgendwann auf diesen Seiten doch noch sportiv zugeht (aber erst später). Diese Zeilen sind für berufstätige Menschen geschrieben, die nichts von Fitness halten und unter Körperbewegung bestenfalls Wandernieren verstehen.

Vielleicht gehören Sie aber auch zu jenen Helden, die immerhin schon ein, zwei Mal vor Arbeitsbeginn zu joggen versuchten – um dann bereits an der dritten Straßenecke ebenso keuchend wie frustriert aufzugeben. Dieses Buch ist außerdem für Leute verfasst, die seit Jahren der festen Überzeugung sind, dass ihrem abendlichen Dasein als Couch-Potato nun endlich und ganz bald ein Ende gesetzt werden muss. So zirka morgen oder übermorgen. Oder nächstes Jahr?

Vielleicht gehören Sie auch zu den Business-People, deren Kalender zum Bersten voll mit Terminen ist: Sie fliegen in aller Frühe, sozusagen mit dem Pyjama-Bomber, von Hamburg nach München zum ersten Meeting und beenden Ihren Arbeitstag dreimal die Woche beim üppigen Fünf-Gänge-Menü mit Kunden? Dann sagen wir auch Ihnen: Herzlich willkommen im Kreis der viel beschäftigten Sportmuffel, die entweder keine Lust und/oder keine Zeit für Fitness haben, sich aber mit der vielen Sitzerei und Völlerei trotzdem nicht besonders wohl fühlen.

Beruflicher Stress hin oder her: Sie haben wahrscheinlich die Nase voll und das dringende Bedürfnis, irgendetwas gegen die üblichen Büro-Zipperlein und den so breit wie schlapp gesessenen Gluteus Maximus zu tun. Sonst hielten

Sie ja dieses Buch nicht in Händen. Es kann natürlich auch sein, dass Sie einen wohlmeinenden Partner oder ein paar lästerliche Kollegen haben – und vor kurzem Geburtstag feierten. Warum auch immer Sie diese Zeilen vor Augen haben, wir können Ihnen auf jeden Fall versprechen: Sport ist vielleicht Mord für Sie, aber Bewegung ist auf alle Fälle der Beginn eines Lebens mit Wohlfühlqualität. Und weil aller Anfang schwer ist, helfen wir Ihnen, den inneren Schweinehund zu besiegen.

## Über den Umgang mit diesem Buch

Dieses Buch folgt einer ganz einfachen Formel, die gleichzeitig so etwas wie Ihr Mantra für die nächsten Wochen und Monate sein könnte:

| | | |
|---:|---|---|
| Es bietet | **S** | oforthilfe bei kleinen Zipperlein, |
| bringt Sie auf | **T** | ouren und macht vor wichtigen Terminen munter, |
| fördert Ihre | **A** | gilität und macht Sie beweglicher, |
| hilft beim | **R** | elaxen und bei Stressbewältigung, |
| orientiert sich am | **T** | erminplan von Geschäftsleuten und |
| gibt Tipps zur | **E** | rnährung und zur generellen Umstellung. |

Mit einem Wort: **STARTE**. Leg los. Nur Mut. Unser 3-Stufen-Programm gegen die chronische Bewegungsmuffeligkeit fängt auch ganz vorsichtig an und steigert sich und Sie dann von Kapitel zu Kapitel. Gleich zu Beginn kommt die Soforthilfe, wenn es mal irgendwo zwickt, dann das Vorbeugen und schließlich die generelle Umstellung der Lebensgewohnheiten.

Eigentlich kann man das Buch auch beim Durchblättern entdecken. Aber gerade jene, die überhaupt kein Faible für Fitness haben, fangen mit dem Lesen am besten vorne an und hören hinten auf. Das Buch ist nämlich auch so etwas wie ein vorsichtiger An-den-Sport-heran-Führer. Es baut auf wenigen Übungen auf, mit denen Sie viel erreichen können – auch für ganz unterschiedliche Ziele.

Vielleicht lassen Sie sich ja mit dem richtigen Maß an sanfter Beharrlichkeit doch noch zu einer grundlegenden Veränderung Ihrer Körpereinstellung bewegen, wer weiß, vielleicht werden Sie mit Hilfe dieses Buches vom Sportmuffel zum Sportfreund – oder zumindest zu jemandem, der für seinen Körper, seine Leistungskraft und sein Wohlbefinden ein wenig mehr tun möchte.

Wenn nicht: auch nicht schlimm. Für die echten, ehrlichen und absolut unbelehrbaren Total-Sportmuffel gibt es das Kapitel II (für alle anderen natürlich auch). Das beschäftigt sich mit nichts als Soforthilfe. Denn zwicken und zwacken tut es bekanntlich gerade die muffeligsten unter den Bewegungsmuffeln am häufigsten: Da knarzt es im unbewegten Knie und knirscht in der schief gesessenen Wirbelsäule. Der Kopf schmerzt, weil die Nackenmuskulatur von der Dauerarbeit am Computer verspannt ist. Und die Handnerven ziepen durch das überfleißige Doppelklicken mit der Maus. Damit Sie nicht lange suchen müssen, haben wir im Kapitel II alle Soforthilfemaßnahmen und dazugehörigen (gar nicht anstrengenden!) Übungen von Kopf bis Fuß nach Körperregionen sortiert. Außerdem bekommen Sie schnelle Hilfe nach durchzechter Nacht oder vor wichtigen Konferenzen angeboten – eben für alle typischen Berufssituationen.

Dieselbe Einteilung bietet auch Kapitel III, das sich nicht mehr mit der Soforthilfe, sondern – Achtung: nächste Stufe! – mit der Vorbeugung beschäftigt. Es informiert Sie über Wissenswertes zur beruflichen Haltung. Damit ist sowohl Ihre körperliche als auch Ihre mentale Arbeitshaltung gemeint: Ein langer Abschnitt widmet sich beispielsweise der optimalen Ergonomie am Arbeitsplatz, ein anderer der Stressvorbeugung. Außerdem gibt es eine ganze Menge Mini-Workouts. Diese Übungen zur Vorbeugung von arbeitsbedingtem Schmerz und Körperschäden können Sie direkt an Ihrem Arbeitsplatz machen – Sie brauchen lediglich Stuhl, Tisch, Wand und was man sonst noch im Büro hat. Damit wird aus der Soforthilfe eine regelmäßige Vorbeugung und aus dem Zwicken nicht irgendwann ein chronischer Schaden.

Im Kapitel IV schließlich gehen wir aufs Ganze. Wer bis hierhin kräftig mitgemacht hat, denkt wahrscheinlich sowieso über eine grundlegende Änderung seiner Bewegungs-, Ess- und Lebensgewohnheiten nach, und sei es auch nur heimlich. Hier bekommen Sie fundierte Hintergrundinformationen und regelrechte Programme, mit denen Sie Gelassenheit, eine bessere Ernährung und echte Fitness auf Dauer in Ihr Leben integrieren können. Aber wenn Sie ein waschechter Muffel bleiben wollen, dann sollten Sie niemals – wirklich niemals! – Ihre Nase in dieses Kapitel reinstecken. Sonst geben Sie womöglich Ihr lieb gewonnenes Leben als unbewegter Dauergestresster mit Vorliebe für Pommes rot-weiß und einer abgrundtiefen Abneigung gegen Sport auf. Und wir sind schuld. Nein, das können wir nicht verantworten!

Gelegentlich werden Sie übrigens auf Informationen stoßen, die Ihnen bereits bekannt vorkommen. Solche Wiederholungen fallen vor allem dann auf, wenn Sie der Reihe nach lesen. Dafür gibt es einen ganz einfachen Grund:

Dieses Buch soll Ihnen auch als Nachschlagewerk dienen, mit dem Sie sich gezielt über akute Gegen- beziehungsweise Vorbeugungsmaßnahmen zu Ihren persönlichen Beschwerden informieren können. Und da doppelt sich eben manche Information: So unterscheidet sich zum Beispiel im Fall von Rückenschmerzen die Prophylaxe nicht in allen Teilen von der Soforthilfe; ein paar wesentliche Dinge gelten wie so oft im Leben universell.

Immer wieder werden Sie auch Übungen entdecken, die Sie bereits kennen und hoffentlich praktizieren. Auch das ist ganz bewusst so angelegt: Sie sollen mit möglichst wenig Mini-Workouts auskommen, damit Sie nicht ständig etwas Neues lernen müssen, sondern irgendwann alle Übungen im Kopf parat haben. Aber keine Bange: Auch wer von A bis Z dieses Buch durcharbeitet, wird sich keinesfalls langweilen. Und sind wir doch mal ehrlich: Gelegentlich schadet eine kleine Wiederholung überhaupt nicht. Vor allem, wenn es um Dinge geht, die ein echter Bewegungsmuffel überhaupt nicht gerne hört: Sport, Fitness, Ernährung ... Doch wozu brauchen Sie die überhaupt?

## Ein paar Happen zum Aufwärmen

### Typische Büro-Fallen

Fehlende Bewegung, falsche Sitzhaltung, schlecht eingestellte Bürostühle, Stress und psychischer Druck – kein Wunder, dass viele Menschen über Verspannungen klagen, die sich während der Arbeitszeit im Büro aufbauen. Verspannungen aber führen oft zu Kopfschmerzen. Oder zu Folgeschäden – man weicht dem Schmerz automatisch mit Fehlhaltung aus. Die Schäden an Muskeln, Sehnen oder Knochenverbindungen können bis zur Arbeitsunfähigkeit führen.

Ursachen für Verspannungen gibt es zahlreiche. Folgende sind am weitesten verbreitet:

**Ungünstige Arbeitsplatzgestaltung.** In Deutschland müssen die Arbeitsplätze den Anforderungen der Bildschirmarbeitsverordnung genügen. Diese besagt unter anderem: »Der Arbeitgeber hat dafür zu sorgen, dass Hard- und Software dem Stand der Technik entsprechen ..., Bildschirmpausen möglich sind ... Jeder hat das Recht, Vorschläge zu machen und sich zu beschweren, wenn die Mängel nicht beseitigt werden.« Doch wie so oft: vielerorts nur dröge Theorie.

**Bewegungsmangel.** Noch nie haben die Menschen so viel gesessen wie heute. Und dafür ist unser Körper eigentlich gar nicht gebaut. Sitzende Tätigkeiten sind auf ihre ganz eigene Art körperlich anstrengend. Egal wie bequem der Bürostuhl ist: Nach längerem Sitzen lässt die Körperspannung nach, die Muskeln können das eigene Gewicht kaum noch tragen – es lastet mehr und mehr auf dem Knochengerüst.

**Psychischer Stress.** Vielen wächst die Arbeitsbelastung über den Kopf und lastet dann zentnerschwer auf den Schultern. Kein Wunder, dass so viel Druck beispielsweise zu Nacken- und Rückenschmerzen führt. Stress sollte kein Dauerzustand an Ihrem Arbeitsplatz sein. Wenn Arbeitsaufkommen und Verantwortung zu hoch werden: Sprechen Sie dies bei Ihren Vorgesetzten und Kollegen doch ruhig mal an.

## Im Einklang mit der inneren Uhr

Ob Frühaufsteher oder Nachteule: Arbeiten Sie mit und nicht gegen Ihren persönlichen Rhythmus. Viele sind morgens am leistungsfähigsten. Hier haben sie die besten Ideen und schaffen einen ordentlichen Packen Arbeit weg. Morgenmuffel sind hingegen besser beraten, wenn sie wichtige Termine auf den späten Nachmittag oder frühen Abend legen.

Die meisten Menschen haben übrigens zwischen 13 Uhr und 15 Uhr ein natürliches Leistungstief. Halten Sie es doch – wenn möglich – wie die Südländer und machen Sie eine Mini-Siesta von 10 bis maximal 35 Minuten Dauer. Chronobiologen haben erforscht, dass dies fast so wertvoll ist wie eine Stunde Nachtschlaf. Allerdings sollte der kleine Schlummer nicht zu lange dauern, sonst sackt Ihr Kreislauf in den Keller und Sie kommen nicht mehr in die Gänge.

## Nieder mit dem Burn-out-Syndrom!

Während eines anstrengenden und nervenzermürbenden Bürotags schüttet Ihr Körper eine ordentliche Portion Stresshormone aus. Er reagiert auf den heutigen Bürostress nicht viel anders als auf jenen Stress vor Jahrtausenden, als wir noch Mammuts jagten und in Höhlen wohnten. Bei permanenter Anspannung und Leistungsdruck schüttet unser Körper also immer größere Mengen an Substanzen aus, die uns eigentlich zu Flucht oder Angriff befähigen sollen.

Nur: Wir bewegen uns nicht, wie das eigentlich von der Natur geplant war. Es kommt zum Hormonstau, und der kann zu totaler körperlicher und mentaler Erschöpfung führen. Irgendwann haben wir dann das gefürchtete Burnout-Syndrom.

Wenn Sie das verhindern möchten, gibt es einen ganz einfachen Ausweg: Kompensieren Sie Stress und Anspannung durch mehr Bewegung! Mit etwas Vorlauf produziert Ihr Gehirn beim Ausdauertraining Endorphine. Diese Glückshormone sorgen dafür, dass sich Ihre Stimmung spürbar hebt – Läufer sprechen vom »Runner's High«. Alles in allem hat übrigens Ausdauertraining mit Abstand den größten Gesundheitseffekt. Es sollte deshalb immer die höchste Priorität in Ihrer Trainingsplanung einnehmen – auch ergänzend zu einem intensiven Krafttraining.

### Vom Jäger und Sammler zum Zwangsschlaffi

Immer mehr Menschen arbeiten heute am Schreibtisch, sitzen viele Stunden im Auto oder stehen in der Montagehalle. Kurzum: Meist üben wir Tätigkeiten mit sehr eingeschränkten Bewegungsmöglichkeiten aus.

Doch unser Körper ist grundsätzlich darauf ausgelegt, dass wir uns regelmäßig bewegen, und zwar mit dem ganzen Körper. Schließlich wurde er im Laufe der Evolution immer weiter optimiert, damit wir als Jäger und Sammler überleben konnten. Nun ist die Steinzeit ja schon ein wenig länger vorbei, doch noch vor 100 Jahren gab es keine Industrieroboter und Familienautos, Waschmaschinen und Lieferdienste. Das Leben war angefüllt mit körperlicher Arbeit – sie hielt unseren Körper auf Trab. Das Leben der Büroarbeiter hingegen ist ein langer, träger und ziemlich unbewegter Fluss.

Was sich über Zehntausende von Jahren entwickelt hat, lässt sich nicht binnen weniger Jahre »umprogrammieren«. Je weniger wir uns bewegen, umso mehr schrumpfen unsere Muskeln. Wir werden dick, schlaff – und kraftlos. Obendrein verstärkt sich das Dilemma ab einem bestimmten Alter auch noch: Ab der Geburt nimmt unsere Leistungsfähigkeit zunächst zu, da die Zellen noch jung und unverbraucht sind. Dieser wunderbare Zustand dauert an bis in das dritte Lebensjahrzehnt, danach lässt unser Leistungsvermögen stetig nach. Bei 50-jährigen Männern ist es bereits um etwa 30 Prozent verringert.

Natürlich kann man das Altern nicht verhindern, aber es lässt sich ein gutes Stück aufschieben. Ein ganz entscheidender Schlüssel hierzu ist sportliches Training. Es hält unseren gesamten Organismus in Bewegung. Man fühlt sich dadurch leistungsfähiger, ausgeglichener und attraktiver, denn je reibungsloser und ökonomischer die Organe und Zellen des Körpers arbeiten, desto länger bleibt ihre Funktionsfähigkeit erhalten.

Doch Fitness braucht Zeit und Motivation. Vor allem Menschen, die stark in Beruf und Familie eingebunden sind, haben es schwer. Zwar wollen viele endlich etwas für sich tun, wissen aber nicht so recht, wo sie anfangen sollen.

### Spaß statt Disziplin

Klar, ohne Aktivität wird sich auch Ihr Körper nicht verändern. Aber denken Sie nur an herumtobende Kinder: Die haben von Natur aus derart viel Energie, dass ein durchschnittlich trainierter Sportler bereits nach drei Stunden schlapp machen würde. Mal ganz abgesehen von dem Spaß und der Freude, die ihnen die viele Bewegung bringt. Obwohl wir längst keine Kinder mehr sind, steckt in jedem von uns noch der ganz natürliche Drang, sich zu bewegen. Kämpfen Sie nicht gegen Ihre Natur. Entdecken Sie Ihr ganz individuelles Potenzial, dann kann körperliche Aktivität richtig Spaß machen!

### Der selbst organisierte Bewegungs-Manager

Damit Bewegung und Sport auf Dauer Spaß machen, muss man klug und mit Plan an die Sache herangehen. Eine der wichtigsten Voraussetzungen: Überfordern Sie sich nicht. Machen Sie kleine Schritte. Jedes große Ziel kann man in viele kleine zerlegen, die deutlich leichter erreichbar aussehen. Das ist im Beruf so und beim Sport nicht anders. Auf diese Weise kommen Sie tatsächlich voran, statt frustriert innezuhalten – Glücksgefühle inklusive!

Überlegen Sie, wo Sie Ihre ersten Schritte auf dem Weg zu mehr Bewegung machen wollen. Ob Sie lieber zu Hause, im Freien, im Sportstudio, im Büro, auf Reisen im Hotelzimmer oder sogar auf Ihrem Sofa trainieren: Es gibt unendlich viele verschiedene Möglichkeiten, Bewegung in Ihren Alltag zu integrieren. Seien Sie geduldig, aber zäh, denn in jedem Terminplan muss erst einmal Platz für Bewegung geschaffen werden. So etwas erfordert auf Dauer auch eine Veränderung der Gewohnheiten – und Veränderungen brauchen eben immer ihre Zeit. Selbst wenn Sie anfangs nur zehn Minuten täglich für Mini-Workouts und Entspannung aufwenden, erreichen Sie damit schon bald eine deutliche Verbesserung Ihrer Lebensqualität.

## Gesundheit und Wohlbefinden

Was ist eigentlich Fitness? Fitness bedeutet, dass man durch ein entsprechendes Training und ausreichend Bewegung eine gute körperliche Verfassung erwirbt. Anders ausgedrückt: Sogar nach einem anstrengenden Arbeitstag ist man frisch genug für eine ordentliche Portion Freizeitaktivität.

**Fitness-Training** setzt sich aus drei Komponenten zusammen: Ausdauer, Beweglichkeit und Kraft. Zum Ausdauertraining gehören Sportarten wie beispielsweise Joggen, Radfahren oder Schwimmen. Es hilft Ihnen, im Leben und bei Belastungen nicht so schnell aus der Puste zu geraten, im körperlichen wie im übertragenen Sinn.

**Beweglichkeitstraining** nimmt Einfluss auf Ihre Flexibilität, Ihre Haltung und Ihr persönliches Auftreten. Es eignet sich hervorragend, um kleine Fehler beim Training oder Fehlhaltungen durch Schreibtischarbeit auszugleichen. Unter Beweglichkeit versteht man die Fähigkeit, Gelenkbewegungen innerhalb eines möglichst großen Bereichs auszuführen. Frauen sind genetisch bedingt beweglicher als Männer, meistens zumindest. Ab dem dritten Lebensjahrzehnt hilft allerdings bei beiden Geschlechtern nur noch regelmäßiges Ausgleichstraining, denn ab dann nimmt die Beweglichkeit naturgemäß nur noch ab.

Für Bewegungseinschränkungen gibt es neben dem Älterwerden noch andere Ursachen. Manchmal ist die Wirbelsäule oder ein Gelenk blockiert, oder es handelt sich um eine Fehlstellung. Gelegentlich kann auch ein Trauma die Ursache sein, beispielsweise ein Schleudertrauma durch einen Unfall. Wer ständig dieselbe ungesunde Körperhaltung einnimmt, riskiert auf Dauer ebenfalls eine eingeschränkte Beweglichkeit.

Gelegentlich hilft es schon, wenn man die Blockade löst und lernt, sich korrekt zu halten. Auch das Training der Aufrichtungsmuskeln lohnt sich – sind sie gut in Schuss, normalisiert sich die Spannung des gesamten Körpers. Dass ein ausgewogenes Muskeltraining für die Beweglichkeit wichtiger als Muskeldehnung ist, belegen aktuelle Forschungen. Normalerweise spielen bei jeder Bewegung mehrere Muskeln harmonisch zusammen. Sind sie durch Sport oder einseitige Arbeitsbelastung unterschiedlich stark ausgeprägt, gibt es Schwierigkeiten mit ihrer Länge und Spannung. Ein gezieltes Workout-Programm, das alle Muskelgruppen um ein Gelenk herum ausgewogen trainiert, ist somit sinnvoller als eine Menge extremer Dehnübungen.

Übrigens ist schon länger bekannt, dass das Dehnen direkt vor Wettkämpfen Leistung sogar schmälert: Der Muskel ist nach einer Extremdehnung nicht mehr in der Lage, besonders schnell vom Ruhe- in den Spannungszustand zu gelangen. Das aber braucht er für kraftvolle Höchstleistungen unbedingt. Lang anhaltende Dehnungen sollten also der Vergangenheit angehören beziehungsweise nur ausnahmsweise und unter qualifizierter fachlicher Anleitung durchgeführt werden, vor allem, wenn man bis zum Dehnschmerz geht. Der Muskel mag das nicht, stemmt sich aktiv dagegen – so wird's einfach nichts mit der Lockerheit. Obendrein besteht durch starkes Dehnen die Gefahr, dass Sie Ihre Gelenke unphysiologisch be-, also überlasten.

Im Normalfall reicht es für uns Feld-, Wald- und Wiesensportler völlig aus, wenn wir bei unserer Aufwärm- und Lockerungsgymnastik ein paar streckende Elemente einflechten. Diese bereiten den Körper auf die sportliche Aktivität ausreichend vor und halten unsere Gelenke so geschmeidig, dass sie ihren angestammten Radius gut ausschöpfen können.

Durch **Krafttraining** stärken Sie Ihre Muskulatur und Ihr gesamtes Bewegungs- und Haltungssystem. Viele gehen dafür in ein Sportstudio und nutzen die Trainingsgeräte. Wer ausreichend (nicht zu viel!) Muskeln aufbaut, beugt damit körperlichen Beschwerden und Verletzungen vor. Sie wissen schon: »Ein starker Rücken kennt keinen Schmerz!«

Übrigens sind die Kraft und die Geschmeidigkeit Ihres Körpers auch entscheidend für den Eindruck, den Sie hinterlassen – privat und im Job.

## Profi-Tipps vom Personal Fitness Trainer

Zu allen Themen finden Sie erprobte Tipps von Cyrus A. Rahman. Von ihm stammen auch die Übungen und Mini-Workouts. Er hat alle ausgiebig getestet und optimiert.

Cyrus A. Rahman ist seit mehr als zehn Jahren Personal Fitness Trainer. Zu seinen Kunden zählen unter anderem viele Manager. Außerdem bildet er Fitness-Trainer aus. Darüber hinaus ist Cyrus A. Rahman Mitbetreiber des größten deutschen Internetportals für Personal Fitness *(www.personalfitness.de).*

## Über die Mini-Workouts

Die Übungen sind von Ü 1 bis Ü 34 durchnummeriert, damit Sie den Überblick behalten. Im Serviceteil am Ende des Buches finden Sie eine Zusammenstellung aller Mini-Workouts.

**Profi-Tipp**

Schauen Sie im Internet einmal bei *www.eichborn.de/buero-fitness* vorbei. Dort können Sie alle Übungen des Buches und die beiden Pläne für Ihr Fitness-Projekt (siehe Kapitel IV) herunterladen. Alle Seiten sind als PDF-Datei angelegt. So können Sie sie ausdrucken und in Ihren Terminplaner einheften. Dann haben Sie bei Bedarf alles dabei.

# Kapitel II

## Es zwickt ...
## Soforthilfe bei bürotypischen Zipperlein

## Schnell und zielgerichtet

Keine Frage: Bürozeit ist Arbeitszeit, meist sogar harte. Gerade heute, wo wir uns in den meisten Berufen kaum noch bewegen, sitzt der kleine Schmerz täglich mit am Schreibtisch. Und auf eines kann man sich verlassen: Das Zwicken und Zwacken kommt garantiert immer zum falschen Zeitpunkt.

Auf dem Schreibtisch stapeln sich dringende Anfragen, der Chef braucht mal wieder bis vorgestern eine Auswertung, und dann pocht es plötzlich auch noch unerträglich im Kopf. Oder die Augen flimmern vom vielen Starren auf den Bildschirm. Gar nicht zu reden von dem dumpfen Schmerz im Kreuz. Kurzum: Es ist höchste Zeit für ein kleines, zielgerichtetes Soforthilfe-Programm.

Davon haben wir Ihnen in diesem Kapitel des Buches einige zusammengestellt. Für jede geplagte Körperregion beziehungsweise Arbeitssituation gibt es die passenden Soforthilfe-Übungen, die Sie sogar überwiegend direkt an Ihrem Schreibtisch machen können. Die etwas komplizierteren Übungen sind illustriert. Darüber hinaus bekommen Sie ergänzende hilfreiche Tipps. Damit Sie im Fall der Fälle nicht lange blättern müssen, ist alles gut sortiert:

- Stress,
- Rücken,
- Kopf und Augen,
- Nacken,
- Arme und Hände,
- Beine

und – auch immer wieder wichtig – für konkrete Situationen, die jeder kennt:

- nach durchzechter Nacht,
- vor einem wichtigen Meeting,
- auf Reisen und Messen.

Sie brauchen nichts weiter als ein paar Minuten Zeit, ein klein wenig Motivation – und schon fühlen Sie sich wieder fit.

**Problemzonen**

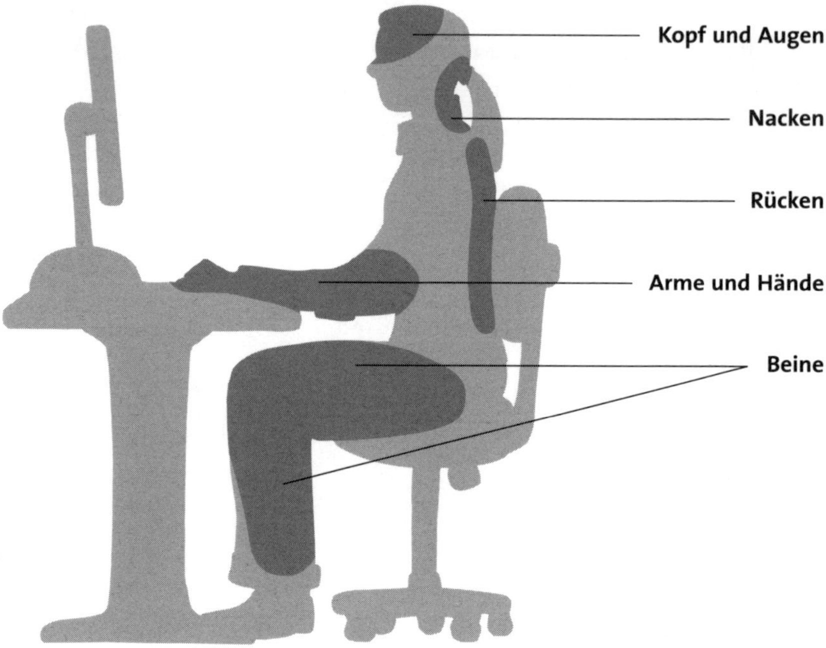


**Warnhinweis**
Sollten Sie bei den Übungen Schmerzen bekommen, brechen Sie sie bitte ab und konsultieren Sie einen Arzt. Das gilt ebenfalls, wenn Sie Beschwerden häufiger oder dauerhaft haben.

## Soforthilfe bei Stress

Das ist doch wie verhext: Da wird ein Kollege krank, und die Telefone laufen heiß. Der Stapel der unerledigten Dinge wächst im gleichen Maße wie Ihr schlechtes Gewissen. Natürlich wird die Lieferung an den Kunden auch nicht rechtzeitig rausgehen und Sie dürfen Abbitte leisten. Manchmal lässt sich Stress eben einfach nicht vermeiden. Da hilft nur noch eines: die Notbremse ziehen, sich ein paar Minuten Zeit für sich selbst nehmen und dabei die folgenden Übungen machen. Lassen Sie sich nicht abschrecken, falls Ihnen das eine oder andere etwas banal vorkommt: Alles ist vielfach erprobt, und Sie können es ohne langes Lernen wie nebenbei ausführen. Also genau das Richtige für Ihre Stresssituation – das Folgende passt wirklich in jeden Zeitplan.

## Übung 1: Tief durchatmen

Das entspannt und regt den Kreislauf an.
Nehmen Sie sich ein paar Atemzüge Zeit, um besonders tief und bis in den Unterbauch hineinzuatmen.

## Übung 2: Verbundenes Atmen

Diese einfache Atemübung hilft, Verspannungen und Stress abzubauen. Zudem hellt sie Ihre Stimmung auf. Die Übung besteht aus 20 miteinander verknüpften Atemzügen. Sie dauert nur 30 Sekunden und man kann sie immer und überall ausführen. Es handelt sich um vier mal fünf Atemzüge:

1. Atmen Sie vier Mal kurz ein und aus.
2. Nach den vier kurzen Atemzügen atmen Sie ein Mal ganz lang und tief ein und aus, nur durch die Nase!
3. Vier kurze und ein langer Atemzug folgen vier Mal hintereinander, ohne anzuhalten.
4. Die kurzen Atemzüge verschmelzen das Ein- und das Ausatmen miteinander in einem ungebrochenen Kreislauf.
5. Füllen Sie die Lungen während der langen Atemzüge so weit, wie Sie können, und entspannen Sie sich beim Ausatmen völlig.
6. Das Tempo ist ruhig und gelassen. Ziehen und drücken Sie nicht den Atem, sondern beobachten Sie, wie er von selbst kommt und geht.
7. Bleiben Sie in einem gleichmäßigen Rhythmus.

Führen Sie diese Übung für eine Weile täglich aus. Steigern Sie sich im Laufe der Wochen, so dass Sie mehrere Zyklen von jeweils 20 verbundenen Atemzügen hintereinander ausführen können.

### Übung 3: Beine hochlegen

Einfach mal die Beine hochlegen – profitieren Sie von der erholsamen Wirkung dieser denkbar simplen Übung.

1. Legen Sie sich vor einer freien Wand mit dem Becken nahe an die Wand auf den Rücken.
2. Jetzt einfach die Füße gegen die Wand stellen, die Arme liegen kreisförmig um den Kopf.
3. Etwa 4 bis 5 Minuten ruhig atmen und entspannen.
4. Beine anwinkeln, auf die Seite ablegen und über den Kniestand langsam wieder aufstehen.

## Soforthilfe für den Rücken

Da sitzt man nun Stunde um Stunde am Schreibtisch und brütet hochkonzentriert über einer anspruchsvollen Aufgabe. Das Hirn läuft auf Hochtouren, der ganze Körper ist angespannt. Was soll man auch machen? Morgen schon ist der Abgabetermin, das Konzept, die Jahresplanung, der Bericht muss bis dahin fertig sein. Da bleibt noch nicht einmal die Zeit, sich kräftig zu strecken oder aufzustehen, um ein paar Schritte bis zur Kaffeemaschine zu gehen. Die Strafe folgt oft auf dem unbewegten Fuß: Der Rücken tut weh.

Gelegentlich zwickt es nur an einer Stelle oder bei bestimmten Bewegungen. Oft aber ist es ein latenter, dumpfer Schmerz, beispielsweise um die vom langen Sitzen krumm gebeugten Lendenwirbel herum oder oben, wo wir die Schulterblätter vor lauter Stress zusammenziehen. Nicht wirklich schlimm, aber äußerst unangenehm und störend. Und weil die ganze Konzentration zum Schmerz wandert, verspannt man sich womöglich gerade an dieser Stelle noch mehr. Mit folgenden Übungen lassen sich die geplagten Muskeln schnell ein wenig lockern.

## Übung 4: Schreibtisch-Raupe

Diese Übung verbessert Ihre Atmung, Haltung und Konzentration.

1. Legen Sie im Sitzen beide Hände an die Hüften oder entspannt auf die Oberschenkel.
2. Kippen Sie das Becken nach hinten.
3. Machen Sie dabei den Rücken rund, und ziehen Sie den Bauch ein.
4. Kippen Sie dann das Becken nach vorne und ziehen Sie weiterhin den Bauch ein.
5. Strecken Sie die Brust dabei nach vorne.
6. 8 bis 12 Wiederholungen.

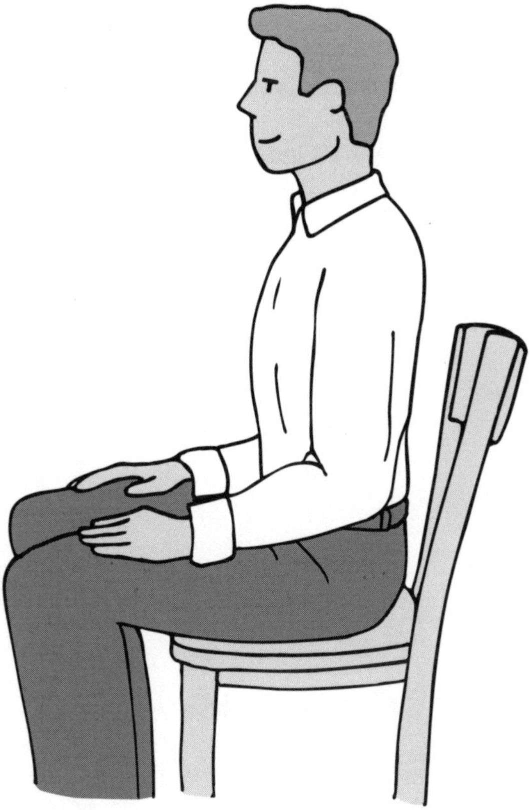

Abbildung
Schreibtisch-Raupe

## Übung 5: Kopf hängen lassen

Eine ganz einfache, aber wirksame Übung zur Lockerung der Rückenmuskulatur.

1. Setzen Sie sich auf die Stuhlkante.
2. Arme nach oben strecken.
3. Einatmen.
4. Dann den Oberkörper zwischen die gegrätschten Beine sinken lassen und ausatmen.
5. Kopf locker hängen lassen.
6. Drei Mal wiederholen.

Vorsicht, Tischkante!

## Übung 6: Schultern dehnen

Stress und PC-Arbeit verspannen häufig die Schultern.

1. Hinter die Stuhllehne stellen.
2. Beide Hände auf die Rückenlehne legen.
3. Oberkörper im rechten Winkel nach vorne beugen. Kopf zwischen den Armen durchhängen lassen.
4. 20 bis 30 Sekunden halten.
5. Zwei Mal.

## Übung 7: Hüftbeuger

Durch langes Sitzen verkürzt sich der Hüftbeuger häufig. Das ist ein kleiner, aber wichtiger Muskel im Bereich der Lendenwirbelsäule. Mit dieser Übung machen Sie ihn wieder elastisch.

1. Gehen Sie in einen weiten Ausfallschritt mit dem hinteren Knie in Richtung Boden.
2. Beim Ausatmen senken Sie die Hüfte schräg nach vorne ab und neigen den geraden Oberkörper leicht zurück.

3. Seite wechseln.
4. Wichtig: Das vordere Knie nicht über die Fußspitze hinaus nach vorne bringen. Bauch und Gesäß leicht anspannen.
5. Die Dehnung etwa drei bis acht Atemzüge halten, dann Beinwechsel.

Abbildung Hüftbeuger

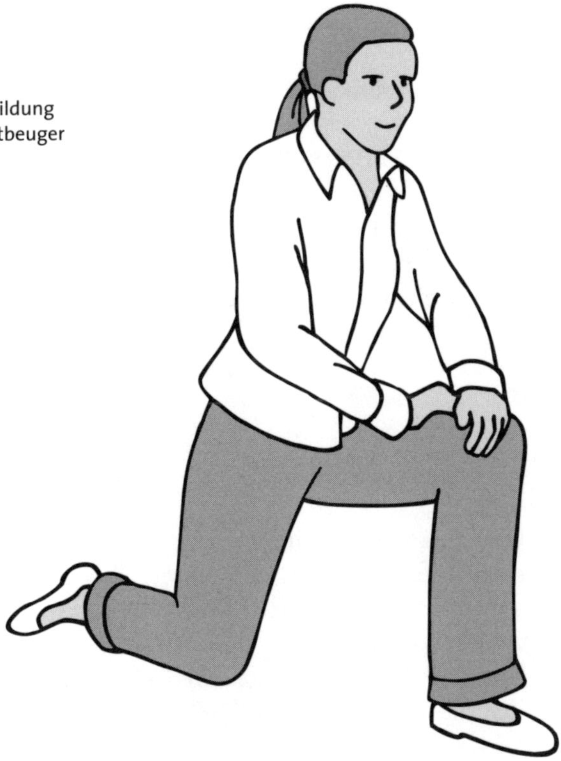

**Profi-Tipp**

Machen Sie nicht alles im Sitzen. Telefonieren, Ablage und ähnliche Tätigkeiten können Sie auch im Stehen erledigen. Organisieren Sie Ihre Arbeit so, dass Sie gelegentlich Unterlagen selbst abholen, wegbringen oder kopieren. Wenn Ihr Büro genug Platz bietet, schaffen Sie sich ein Stehpult an. Denken Sie aber daran, dass zu langes Stehen auch nicht gesund ist. Wie so oft im Leben: Die Abwechslung bringt's.

## Soforthilfe für Kopf und Augen

Kopfschmerzen hat sicherlich jeder schon einmal gehabt. Sie sind eine weit verbreitete Begleiterscheinung unseres anstrengenden Büroalltags. Wahrscheinlich hat man vor lauter Arbeit mal wieder das Mittagessen vergessen, und der Körper pocht nicht nur mit nagendem Hungergefühl auf sein Recht nach Energiezufuhr. Oder es prasseln so viele Dinge gleichzeitig auf einen ein, dass man im wahrsten Sinne des Wortes nicht mehr weiß, wo einem der Kopf steht. Vielleicht ist auch die Luft im Großraumbüro verbraucht und der Lärmpegel hoch.

Nicht viel besser ergeht es unter diesen Bedingungen den Augen: trockene Luft, konzentriertes Auf-den-Bildschirm-Starren, schlechte Beleuchtung – da müssen sie ja einfach streiken. Mit ein paar kurzen, einfachen Maßnahmen verschaffen Sie sich rasche Erleichterung. Und ganz nebenbei erhöhen Sie noch Ihre Konzentrationsfähigkeit und vertreiben die Müdigkeit.

### Soforthilfe für den Kopf

#### Übung 8: Vor die Tür gehen und abschalten

Eigentlich eine Relax-Übung, die banal klingt, aber große Wirkung hat.

Sie haben sich gedanklich festgefressen und kommen nicht weiter? Oder Sie arbeiten ununterbrochen im Büro? Gehen Sie einfach für einige Minuten vor die Tür, auf die Dachterrasse oder den Balkon. Gestatten Sie sich, Ihren gewohnten Arbeitsablauf und Ihre kreisenden Gedanken kurz zu unterbrechen. Schauen Sie sich die Wolken an, ihre Form oder wie der Wind mit den Blättern spielt. Oder versuchen Sie für einige Minuten Dinge wahrzunehmen, die Sie sonst nicht wahrnehmen würden. Sie werden erstaunt sein, wie dies Ihre Effektivität steigert. Schon nach wenigen Minuten fühlen Sie sich erfrischt.

Sind die Kopfschmerzen hartnäckig, lohnt eine etwas umfangreichere Übung: die Progressive Muskelentspannung nach Jacobson. Dabei spannt man die einzelnen Gesichtsmuskeln bewusst an und lässt sie ebenso bewusst und vor allem ganz plötzlich wieder los. Das wirkt auf das schmerzgeplagte Hirn wie Urlaub – man fühlt sich anschließend frisch und entspannt, und der lästige Druck auf Hirn und Gemüt ist meist verschwunden.

Im Allgemeinen fängt die Übung bei den Muskeln von Stirn und Kopfhaut an, geht dann zu den Augenlidern, den Muskeln von Nase und oberer Wangenpartie weiter, konzentriert sich auf die Lippen und endet bei den Kiefer-, Zungen- und Rachenmuskeln.

### Übung 9: Progressive Entspannung für Kopf und Gesicht nach Jacobson

1. Einnehmen einer bequemen Übungshaltung (Liegen oder Sitzen).
2. Schließen der Augen und Rückzug der Aufmerksamkeit nach innen.
3. Konzentration auf Atem und Körpermitte (Heben und Senken der Bauchdecke).
4. Augenbrauen hochziehen, so dass sich die Stirn in runzelige Querfalten legt, und Stirnmuskeln und Kopfhaut anspannen. Die Spannung halten und beobachten und dann auf Kommando wieder loslassen. Entspannung beobachten.
5. Augenbrauen zusammenziehen und steile Zornesfalten auf der Stirn erscheinen lassen. Spannung halten und beobachten. Danach entspannen und Entspannungsgefühl wahrnehmen.
6. Die ringförmig um die Augen verlaufenden Muskeln anspannen, indem Sie die Augenlider zukneifen. Dabei die Augäpfel nach oben drehen und auf einen Punkt zwischen den Augenlidern starren. Die Spannung halten und beobachten. Danach wieder entspannen und Entspannung beobachten.
7. Die Nase rümpfen und dabei die obere Wangenpartie nach oben ziehen. Anspannung spüren und einige Sekunden halten. Dann die Spannung wieder loslassen und Entspannung beobachten.
8. Lippen fest zusammenpressen, aber nicht von innen mit den Zähnen auf die Lippen beißen. Spannungsgefühl spüren und beibehalten. Danach auf Kommando loslassen und Entspannung registrieren.
9. Ober- und Unterkiefer fest aufeinander pressen und Kiefermuskeln anspannen. Zunge von unten gegen den oberen Gaumen drücken, als ob man ein Loch in ihn bohren wollte, Anspannungen in Kiefermuskeln, Zunge und Rachen spüren und beibehalten. Dann Spannung loslassen und Entspannungsgefühl beobachten.
10. Das Ganze noch einmal! Wenn Sie alle Muskelpartien im Gesicht angespannt und wieder entspannt haben, gehen Sie in Gedanken noch einmal alle Stationen durch und lockern Sie nach, wo sich vielleicht wieder etwas

verspannt. Stellen Sie sich diese Partien deutlich vor und fordern Sie sich innerlich (am besten mit dem Ausatmen) zum Entspannen auf. Versuchen Sie noch mehr loszulassen und das Gesicht dadurch in einen gelösten, heiteren Zustand zu bringen.

11. Danach bleiben Sie noch eine Weile so liegen, beobachten und genießen den wohligen Entspannungszustand.

### Soforthilfe für die Augen

#### Übung 10: Augen auf!

Augen mehrmals abwechselnd weit aufreißen und kräftig zusammenkneifen. Augen mindestens 30 Sekunden geschlossen halten.

#### Übung 11: Brillenträger-Massage

Nicht nur für Brillenträger ist die Brillenträger-Massage nützlich. Fassen Sie dazu mit Daumen und Mittelfinger die Nasenwurzel und legen Sie den Zeigefinger etwas darüber auf die Stirn. Nun massieren Sie einfach für 10 bis 20 Sekunden diese Stelle mit sanftem Druck.

#### Übung 12: In die Ferne schweifen

Hin und wieder ein gezielter Blick in die Weite ist »Ausgleichssport« für die Augen: Die Muskeln zur Scharfeinstellung werden so zur Abwechslung einmal anders beansprucht. Gehen Sie dazu zum Fenster – wenn Sie es öffnen, sorgen Sie gleich noch für frische Luft.

#### Übung 13: Das Blinzel-Blitz-Programm

Durch eine absichtliche Erhöhung der Lidschlagfrequenz wird die Versorgung des Augapfels mit Nährflüssigkeit verbessert und einem Augenbrennen vorgebeugt.

# Soforthilfe für den Nacken

Der Nacken ist ein wahres Wunderwerk. Er hält nicht nur unseren büroschweren Kopf, sondern hier treffen sich auch alle wichtigen Versorgungsleitungen unseres Körpers. Gelegentlich aber ist der Nacken eher Knotenpunkt als Schnittstelle: wenn er nämlich mal wieder ordentlich verspannt ist und seine Muskeln sich hart zusammengezogen haben. Und dafür gibt es eigentlich immer einen Grund ...

Bestimmt stand der Monitor falsch, oder die Hände schwebten stundenlang so haltlos wie angestrengt über der Tastatur; vielleicht saß man auch nur im Luftzug. Es gibt eben viele Dinge, die der Nacken übel nimmt. Wenn es mal wieder so weit ist, tut eine kleine, selbst gemachte Nackenmassage gut. Und die beiden folgenden Übungen sowieso.

## Übung 14: Schildkröte

Nackenschmerzen ade! Denn bei der Schildkrötenübung schieben Sie Ihre Schultern aus dem verspannten »Nackenpanzer« heraus. So stärken Sie Ihren mittleren Rücken und den Nacken. (Siehe Abbildung auf Seite 33)

1. Stellen Sie sich mit dem Rücken zum Schreibtisch auf, der Abstand zum Tisch beträgt etwa 10 Zentimeter.
2. Gehen Sie so weit in die Knie, dass Sie Ihren aufrechten Oberkörper mit durchgestreckten Armen am Schreibtisch abstützen.
3. Ziehen Sie den Bauch fest ein und drücken Sie das Brustbein nach oben.
4. Ziehen Sie gleichzeitig Ihren Hinterkopf leicht nach hinten sowie nach oben, und machen Sie ein Doppelkinn!
5. Nun halten Sie diese Spannung und ziehen Sie Ihren Kopf nach unten zwischen die Schultern – wie eine Schildkröte.
6. Danach langsam wieder in die Ausgangsposition hochziehen.
7. Ihre Arme bleiben stets durchgestreckt, und das Gesäß lassen Sie nah am Schreibtisch.
8. Arbeiten Sie sehr langsam.
9. Führen Sie zwei bis drei Sätze à 12 bis 15 Wiederholungen durch.

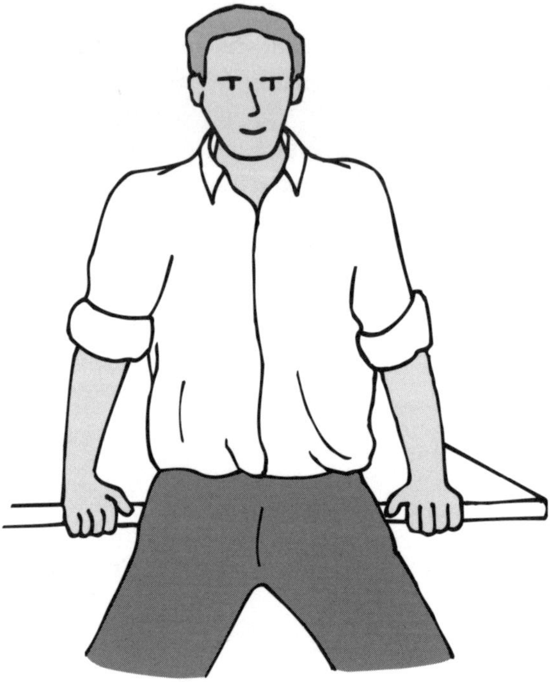

Abbildung Schildkröte

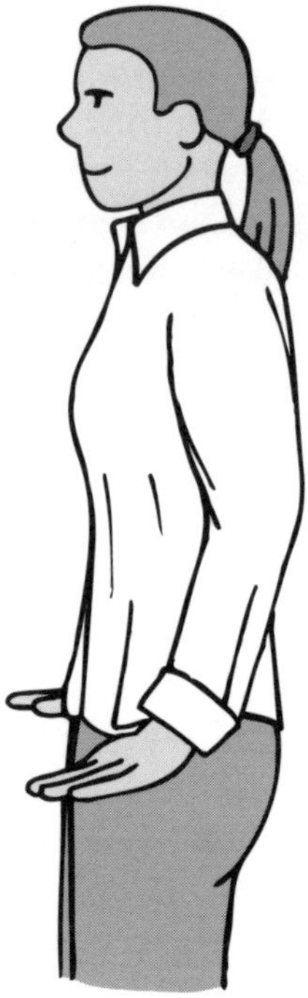

Abbildung Held der Arbeit

## Übung 15: Held der Arbeit

Diese Übung lockert Ihre Verspannungen, verschafft Ihnen ein gutes Körpergefühl, und wenn Sie sie mehrmals täglich wiederholen, werden Sie bald merken, wie sich Ihre Körperhaltung verbessert.

1. Im Sitzen oder Stehen die Schultern ganz breit machen, nach außen, dann leicht nach unten drücken, das Brustbein leicht anheben.
2. Halten Sie die Spannung für 8 Sekunden, so fest Sie können. Sie spüren ein leichtes Ziehen zwischen den Schulterblättern. Wenn nicht, ziehen Sie zusätzlich die Schultern noch leicht nach hinten unten.
3. Optimal: etwa 8 bis 30 Mal über den Tag verteilt.

## Soforthilfe für Arme und Hände

Manchmal fühlen sich Arme und Hände an, als habe man mindestens ein Match mit Boris Becker hinter sich. Spiel, Satz und Sieg? Von wegen. Was da so deutlich zieht, sind genervte Muskeln und Sehnen: Sie haben es satt, diese endlose, öde Arbeit mit Computermaus und Tastatur.

Kleine, immer wiederkehrende Bewegungen sind nämlich mindestens genauso anstrengend wie eine ordentliche Rückhand, nur viel, viel langweiliger. Also geben wir unseren Armen und Händen doch einfach, was sie wollen: ein paar Minuten Abwechslung.

### Übung 16: Unterarmmuskeln dehnen

Diese Übung ist ideal für Vieltipper. Die Dehnung der Unterarmmuskulatur beugt Sehnenscheidenentzündung (und Tennisarm) vor.

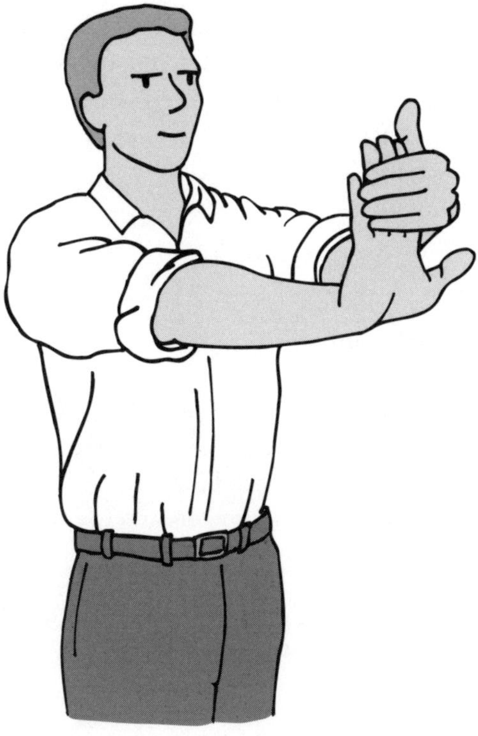

Abbildung Unterarmmuskeln dehnen

1. Strecken Sie einen Arm vor dem Körper aus.
2. Mit der anderen Hand drücken Sie die Finger des gestreckten Arms zu dessen Ellenbogen, so dass die Unterarmrückseite gedehnt wird.
3. Anschließend dehnen Sie die Unterarmvorderseite, indem Sie den Handrücken des gestreckten Arms zu dessen Ellenbogen drücken.
4. Seite wechseln.
5. Wichtig: Die Finger bleiben dabei gestreckt.
6. Die Dehnung etwa drei bis fünf Atemzüge halten.

### Übung 17: Luftkneter

Diese fernöstlich angehauchte Kurzgymnastik lockert verkrampfte Finger und bietet einen Ausgleich zur typischen vorgebeugten Schreibhaltung. Wenn Ihre Kollegen über Sie lächeln, lächeln Sie mit! Denn das ist Ausgleichssport für die Seele.

1. Schütteln Sie kräftig Ihre Hände, als wären sie nass.
2. Strecken Sie die Arme und Hände weit nach links und rechts aus, und greifen Sie energisch nach unsichtbaren Gegenständen.
3. Wenn Sie dabei vermeiden, den Kopf einzuziehen, und stattdessen Ihre Schulterblätter Richtung Gesäß senken, tun Sie gleichzeitig etwas für Ihren Nacken und Rücken.
4. 2 bis 5 Minuten.

## Soforthilfe für die Beine

»Wieso Soforthilfe für die Beine?«, mögen Sie denken. »Die haben doch nichts weiter zu tun, als gemütlich unterm Schreibtisch abzuhängen.« Ja – eben! Und dort kümmern sie kärglich vor sich hin.

Entweder fangen sie irgendwann vor lauter Unterforderung an nervös herumzuzappeln, und man bekommt die kaum noch zu beherrschende Lust auf einen schnellen Flursprint. Oder sie werden heiß und schwer und schlafen vor lauter Langeweile ein. Das kribbelt ebenfalls, aber ganz, ganz anders. Und dann schnurren auf Dauer die unbenutzten Muskeln auch noch beleidigt zusammen.

Aber spätestens wenn ein gehässiger Kollege Ihnen wegen Ihres schlurfenden Gangs »Wird's denn gehen, Alterchen?« hinterherruft, wissen Sie: Höchste Zeit für ein schnelles Soforthilfeprogramm!

## Übung 18: Wadendehnung

Erleichtert schwere Beine und macht munter.

1. Machen Sie aus dem schulterbreiten Stand einen Ausfallschritt nach hinten. Die Fußspitzen zeigen nach vorne.
2. Beugen Sie das vordere Bein so weit, bis sich im gestreckten hinteren Bein ein gerade noch angenehmes Ziehen in der Wade einstellt.
3. Der hintere Fuß hält die Ferse stets am Boden!
4. Seite wechseln.
5. Wichtig: Der Oberkörper bildet eine gerade Linie mit dem hinteren Bein.
6. Die Dehnung etwa drei bis vier Atemzüge halten.

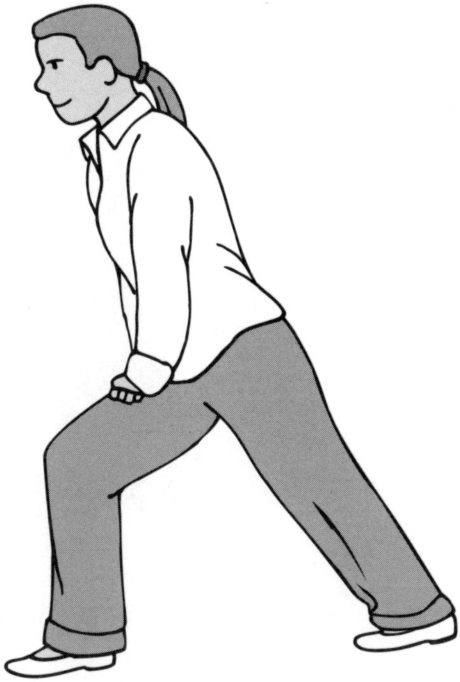

Abbildung Wadendehnung

## Übung 19: Oberschenkelrückseite

Langes Sitzen verkürzt die Muskulatur auf der Beinrückseite.

1. Setzen Sie im Stehen eine Ferse mit gestrecktem Bein vor dem Körper auf.
2. Führen Sie das Gesäß nach hinten, beugen Sie dabei den Oberkörper mit geradem Rücken in Richtung Ihres ausgestreckten Beines vor.
3. Seite wechseln.
4. Wichtig: Schultern senken und während der Übung Richtung Hüfte ziehen. Der Rücken bleibt immer gerade.
5. Ein Mal à drei bis acht Atemzüge.

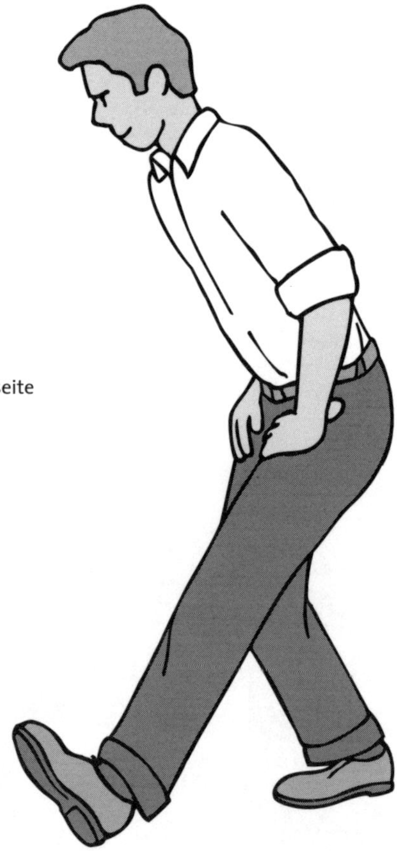

Abbildung
Oberschenkelrückseite

## Und was noch?

Nun wissen wir ja alle, dass der Mensch nicht nur aus Muskeln, Sehnen und Knochen besteht, die gelegentlicher Nachhilfe bedürfen. Manchmal sind es auch die Situationen, in denen Soforthilfe angebracht ist, gerade im Beruf. Stellen Sie sich vor, Sie sitzen stundenlang im Flieger, stehen sich anschließend auf einer Messe die Füße platt und haben abends als krönenden Abschluss eine feucht-fröhliche Kundenbesprechung. Und dann fordert der Chef am nächsten Morgen Rapport von Ihnen. Der totale Super-Gau – selbst für hartgesottene Profis.

Für solche Fälle empfehlen wir, vorsorglich dieses Buch in den Koffer zu packen. Da Sie jetzt bereits eine ganze Menge Übungen kennen gelernt haben, können Sie die Tipps auf den folgenden Seiten auch unter härtesten Bedingungen problemlos umsetzen. Denn da erfahren Sie alles über Soforthilfen

- nach durchzechter Nacht,
- bei Kater,
- auf Reisen und Messen,
- vor Vorträgen und Präsentationen
- sowie bei wichtigen Gesprächen und Meetings.

Viel Erfolg!

### Soforthilfe nach durchzechter Nacht

Ihr triefäugiger Blick in den Spiegel macht Sie schlagartig hellwach. Grauenvoll! Sie sehen einfach grässlich aus. Zugegeben: Gestern Abend wurde es mal wieder viel zu spät, ganz abgesehen vom Alkohol. Wahrscheinlich haben Sie vier, fünf Mal ermattet protestiert: »Aber das ist jetzt wirklich mein letztes.« So spielt das Leben. Doch selbst gegen temporär außerordentlich zerknitterte Lebensumstände gibt es ein paar Rezepte:

- Eiskalte Augenkompressen zum Abschwellen der Augensäcke.
- Wechselwarme Duschen zum Anregen des Kreislaufs.
- Haarewaschen nicht vergessen: Sie riechen nach Bar und Zigarettenqualm.

- Nicht nur für Frauen: Die Feuchtigkeitspflege messerdick auftragen und 5 Minuten einwirken lassen.
- Eine schöne heiße Tasse Tee statt Kaffee, denn die Wachmacher im Tee werden von Ihrem Körper langsamer, dafür aber über einen längeren Zeitraum aufgenommen – Sie bleiben länger fit.

**Profi-Tipp**

Gönnen Sie sich eine Gesichtsdusche. Oder wie wäre es mit einer Massage im Büro? Schauen Sie mal in den Gelben Seiten nach, ob nicht auch in Ihrem Ort ein professioneller Masseur seine Dienste mobil vor Ort anbietet. Die Investition lohnt sich!

### Soforthilfe bei Kater

Meistens folgt auf die durchzechte Nacht ja noch ein hundsgemeiner Kater. Schlecht gelaunt rumort er im Magen und wummert im Kopf. Da helfen wechselwarme Duschen. Sie regen den strapazierten Kreislauf ordentlich an. Auch nicht zu verachten ist die gute, alte Prärie-Auster, die sich in solchen Lagen immer wieder als Wundermittel beweist:

5 Esslöffel Tomatensaft oder Ketchup,
ein Eigelb,
ein kleiner Schuss Wasser,
Pfeffer und Salz nach Geschmack.

Das Ganze gut verrühren, am besten shaken, und vor allem: ohne langes Nachdenken runter damit! Wenn möglich, gleich hinterher irgendetwas Handfestes essen.

### Soforthilfe auf Reisen und Messen

Reisen und Messen stellen in jedem Arbeitsalltag eine besondere Herausforderung dar. Da gibt es keine Routine, keinen gewohnten Schreibtisch, geschweige denn feste Arbeitszeiten. Mal ganz abgesehen von der schlechten Luft, der dauernden Lärmbelastung und dass Sie keine private Minute für sich haben.

Trotzdem kann man eine ganze Menge tun, damit man fit bleibt und sich wohlfühlt. Ein paar der nachfolgenden Soforthilfen sind sogar ganz unauffällig – Sie können sie mitten auf dem Messestand oder im Flugzeugsitz durchführen. Nur zu!

### Übung 20: Bodyscanning

Scanning ist ganz einfach: Suchen Sie die am meisten angespannten Punkte oder Areale in Ihrem Körper und fallen Sie dann förmlich in diese Punkte hinein. Das Ziel ist nicht, die Anspannung aufzulösen. Sie beobachten nur und stellen fest, wo Sie angespannt sind. Das Auflösen der Anspannung übernimmt die Schwerkraft ohne Ihr Zutun. Dies ist sofort spürbar und sehr effektiv.

Die Theorie dahinter: Die Konzentration ist ein künstlich hervorgerufener Zustand unseres Bewusstseins, der die Verbindung zu unserer Umwelt unterbricht. Ein wichtiger Punkt ist dabei, sich nicht auf die Punkte der Anspannung zu konzentrieren, sondern sie eher im Fokus zu behalten, ohne dabei die Wahrnehmung des Sie umgebenden Raumes und der Geräusche zu verlieren.

1. Begeben Sie sich in eine bequeme Rückenlage.
2. Schließen Sie die Augen.
3. Nehmen Sie sich einen Moment Zeit, alle Geräusche um sich herum und in Ihrer unmittelbaren Umgebung wahrzunehmen. Fühlen Sie Ihren Atem.
4. Entspannen Sie sich, und versuchen Sie den Strom Ihrer Gedanken zu reduzieren. Lassen Sie sich einfach treiben.
5. Werden Sie sich mehr und mehr bewusst, was Sie hören und fühlen, ohne sich gedanklich zu sehr darauf einzulassen.
6. Nun legen Sie den Fokus auf die Punkte, an denen Ihr Körper Kontakt mit dem Untergrund hat.
7. Spüren Sie, wie Ihr Körper immer schwerer und schwerer wird.
8. Fühlen Sie, wie Ihr Körper immer weiter in den Untergrund einsinkt.
9. Werden Sie sich der Kraft der Schwerkraft bewusst, und wandern Sie mit Ihrer Aufmerksamkeit langsam – wie ein Scanner – über Ihren Körper.
10. Spüren Sie Ihr Gewicht.

Fahren Sie so lange mit dem Fokussieren und Scannen Ihres Körpers fort, bis Sie sich tief entspannt fühlen.

## Übung 21: Auf den Zehen abrollen

Ziehen Sie sich die Schuhe aus, stellen Sie sich auf die Zehenspitzen und rollen Sie langsam über den Fußballen ab. Mehrmals hintereinander durchgeführt, werden die Fußreflexzonen stimuliert und der Kreislauf angeregt.

## Übung 22: Laufen auf der Stelle

Mobilisiert, lockert und verbessert die Durchblutung.

Laufen Sie sehr langsam an. Optimal: Anfangs jede Stunde 1 bis 2 Minuten, dann alle 30 Minuten 3 Minuten.

## Übung 23: Büro-Schmetterling

Diese Übung bewirkt eine Dehnung Ihrer Schulter- und Nackenmuskeln, macht Sie wieder fit und stärkt die aufrechte Körperhaltung.

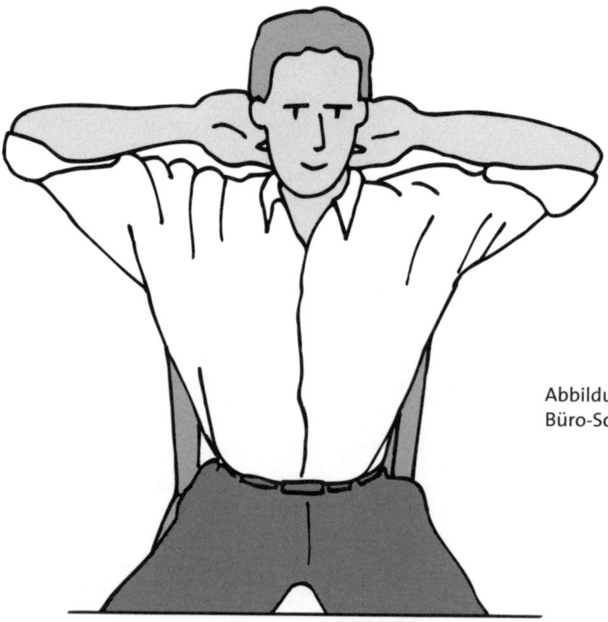

Abbildung
Büro-Schmetterling

1. Verschränken Sie im Sitzen beide Hände im Nacken.
2. Führen Sie die Ellenbogen erst nach außen.
3. Führen Sie dann die Ellenbogen nach vorne zusammen.
4. Und wieder zurück.
5. Fünf bis zehn Wiederholungen.

### Übung 24: Hampelmann

Ein Klassiker aus Kindertagen zur Lockerung des ganzen Körpers.

1. Lockerer Stand, Rumpf gestreckt, Knie leicht gebeugt.
2. Arme und Beine klappen auf und zu (grätschen).
3. Fünf bis zehn Wiederholungen.

### Übung 6: Schultern dehnen (siehe Seite 28)

### Übung 15: Held der Arbeit (siehe Seite 34)

## Soforthilfe vor Vorträgen und Präsentationen

Am erfolgreichsten sind Ihre Vorträge und Präsentationen, wenn Sie kraftvoll und zugleich locker auftreten. Natürlich haben Sie Lampenfieber und denken sich: »Wenn die wüssten, dass ich eigentlich überhaupt keine Ahnung habe!« Vielleicht hatten Sie auch zu wenig Zeit für die Vorbereitung, oder es fehlen immer noch wichtige Aspekte im Vortrag, und das, obwohl Sie die halbe Nacht durchgearbeitet haben. Alles ganz egal: Das merkt wahrscheinlich sowieso keiner.

Was Sie jetzt brauchen, ist ein kräftiges Schütteln gegen Ängste und Zweifel. Und ein paar der folgenden Übungen. Die bringen Sie schnell in Schwung und versorgen Sie mit frischer Energie, und dann legen Sie eine richtig gute Performance hin.

### Übung 25: Gähnen und Stöhnen

Zur allgemeinen Lockerung, gegen Angst und für geschmeidige Stimmbänder.

Ungestört in einem abgetrennten Raum oder im Auto auf dem Parkplatz laut gähnen und stöhnen. Dabei ordentlich Grimassen schneiden. Das lockert die Gesichtsmuskulatur sowie das Zwerchfell und pumpt Sauerstoff ins Blut. 3 bis 5 Minuten.

### Übung 26: Ohrläppchenmassage

An den Ohrläppchen liegt eine größere Anzahl von Akupressurpunkten.

Kneten Sie mit Daumen und Zeigefinger von den Ohrläppchen ausgehend mit kräftigen kreisenden Bewegungen den Ohraußenrand mehrmals hoch und wieder zurück zum Ohrläppchen. Das regt den Stoffwechsel an und löst Verspannungen. 1 bis 2 Minuten pro Ohr.

### Übung 27: Lasso

Zur Lockerung verspannter Schultern und Anregung des Kreislaufs. Ganz einfach auszuführen: Ein Handtuch in möglichst weitem Bogen schwingen.

### Übung 24: Hampelmann (siehe Seite 43)

### Übung 22: Laufen auf der Stelle (siehe Seite 42)

### Übung 17: Luftkneter (siehe Seite 36)

### Übung 23: Büro-Schmetterling (siehe Seite 42)

### Übung 1: Tief durchatmen (siehe Seite 25)

### Übung 15: Held der Arbeit (siehe Seite 34)

### Soforthilfe vor wichtigen Gesprächen und Meetings

Bei wichtigen Gesprächen und Meetings sind Sie in einer Doppelrolle. Auf der einen Seite müssen Sie mit Ihrer Haltung und Körpersprache nach außen überzeugend und gelassen auftreten. Auf der anderen Seite brauchen Sie eine gute Konzentration und innere Klarheit, damit Sie Ihre Gesprächspartner in allen Facetten wahrnehmen und die eigenen Argumente klug einsetzen.

Wenn Sie die folgenden Übungen kurz vor dem Meeting machen, werden Sie schnell klar im Kopf, steigern Ihre Konzentrationsfähigkeit und straffen Ihre Körperhaltung. Manchmal dauert ein Meeting auch besonders lange. Dann können Sie immer wieder mittendrin und am Tisch eine kleine Soforthilfe einlegen. Dafür eignen sich beispielsweise die Brillenträger-Massage oder die Ohrläppchen-Massage, aber auch die Übung Held der Arbeit. Danach geht es Ihnen sofort besser und Ihre Aufmerksamkeit ist wieder da. Denn wer will bei solchen Gelegenheiten schon wie eine Schlafmütze wirken?

- Übung 8: Vor die Tür gehen und abschalten (siehe Seite 30)
- Übung 25: Gähnen und Stöhnen (siehe Seite 44)
- Übung 9: Progressive Entspannung für Gesicht und Nacken (siehe Seite 31)
- Übung 1: Tief durchatmen (siehe Seite 25)
- Übung 2: Verbundenes Atmen (siehe Seite 25)
- Übung 11: Brillenträger-Massage (siehe Seite 32)
- Übung 26: Ohrläppchenmassage (siehe Seite 44)
- Übung 15: Held der Arbeit (siehe Seite 34)

# Kapitel III

## Mit etwas gutem Willen …
## Mini-Workouts und andere Maßnahmen zur Vorbeugung

## Da ist mehr drin

Schon klar, eine Sportskanone sind Sie nicht und wollen es auch gar nicht werden. Und das ist auch okay! Schließlich sind Sie – zumindest im Moment noch – bekennender Sportmuffel. Wären da bloß nicht diese lästigen Zipperlein, die immer wieder und leider auch zunehmend öfter auftreten … Da macht selbst das beste Soforthilfe-Programm irgendwann schlapp. Schließlich kann es Beschwerden doch nur für den Moment lindern. Und seien wir doch mal ehrlich – Lindern ist auf Dauer auch keine Lösung: Muskel- und Gelenkschmerzen können chronisch werden, und dann ist es für eine Heilung oft zu spät. Deswegen sollten Sie erste körperliche Beschwerden durchaus ernst nehmen. Vorbeugung hat einen besonders hohen Stellenwert.

Wie schön wäre Ihr Leben, wenn es nirgends mehr ziepte und zwickte, weder im Rücken noch in Kopf, Bein oder Arm! Den Dauerstress hat man zwar auf alle Fälle, doch Sie können seine Auswirkungen durchaus selbst regeln – und das ist gar nicht mal so schwer. Aha, das finden Sie ganz interessant?

Gut, dann die schlechte Nachricht zuerst: Ohne Bewegung geht's nicht, und zwar Bewegung des Körpers und der lieb gewonnenen Gewohnheiten gleichermaßen. Und die gute Nachricht? Zur Vorbeugung ist Bewegung nur in Maßen nötig, es tut gar nicht weh, und Sie benötigen nur wenig Zeit. Mit etwas gutem Willen und einer gewissen Regelmäßigkeit erreichen Sie schon sehr viel. Auf den nächsten Seiten unterstützen wir Sie dabei nach Kräften.

Wie schon beim Soforthilfe-Programm im vorangegangenen Kapitel haben wir Ihnen die Informationen und die Übungen wieder nach Körperregionen vorsortiert. Sie bekommen viel Wissenswertes und die zugehörigen Mini-Workouts jeweils zu den Themen Stress, Rücken, Kopf und Augen, Nacken, Arme und Hände sowie Beine. So können Sie Ihre Problemzonen gezielt angehen. Zunächst aber gibt es noch ein paar grundsätzliche Informationen und Checklisten, zum Beispiel wie Sie Ihren PC-Arbeitsplatz so einrichten, dass Ihr Körper nicht darunter leidet.

Gerade das Sitzen im Büro macht nicht nur träge, sondern ist häufig die Ursache aller Übel. Abgesehen von der Pein im Rücken reagieren die Betroffenen auf eine schlechte Arbeitshaltung mit Kopfschmerzen und Augenbeschwerden. Vielleicht haben auch Sie schon Erfahrungen gemacht mit Spannungskopfschmerz, Maus-Arm oder Augenproblemen? Dabei handelt es sich um typische Büroleiden.

Wer sich korrekt hält, beugt Verschleiß und Schmerzen vor. Deswegen bekommen Sie gleich am Anfang dieses Kapitels ein paar Tipps zum korrekten Sitzen am Arbeitsplatz, aber auch zum Stehen und Gehen – eben zur allgemeinen Vorsorge.

## Alles eine Frage der Haltung

### Von Schiefblickern und Vielsitzern

Dürfen wir Sie ein wenig erschrecken? Rund 80 – in Worten: achtzig! – Prozent der Deutschen haben zumindest zeitweise Schmerzen im Rücken. Sie, liebe Leser, sind also umzingelt von Leidensgenossen. Aber ob diese Erkenntnis Sie erleichtert? Wohl kaum, wenn Sie das Folgende lesen, denn es kommt noch schlimmer: Rund 5 Millionen leiden bereits chronisch. Oft handelt es sich bei Rückenschmerzen um MSD (Muscular-Skeletal Disorders), um arbeitsbedingte Muskel- und Skelettstörungen. Und das betrifft nicht nur den Rücken allein, auch Kopf und Nacken, Arme und Beine können betroffen sein. Der häufige Grund: Viele nehmen während ihrer Tätigkeit die falsche Körperhaltung ein. Und das passiert meistens, weil ihr Arbeitsplatz unergonomisch eingerichtet ist.

Ob nun Sitzen vor dem Computer, Fließbandmontage oder stundenlanges Telefonieren: Wann immer Sie für längere Zeit eine fehlerhafte Position einnehmen oder sich einseitig beziehungsweise falsch oder womöglich gar nicht bewegen, lauern die Schmerzen schon auf Sie. Im Grunde handelt es sich dabei sogar um eine ganz gesunde Alarmreaktion des Körpers – er meldet Ihnen: Bitte, so nicht!

### Im Fokus: Arbeiten am PC

Von jenen Menschen, die mindestens drei Stunden pro Tag am Computer verbringen, ist lediglich ein Drittel beschwerdefrei. Alle anderen plagt das eine oder andere typische Zipperlein, meistens verursacht durch die falsche Haltung. Das ergaben neueste Untersuchungen, unter anderem eine europaweite Studie über Angestellte.

Da sind die Beine unter der Tischplatte eingeklemmt, oder man legt Unterlagen seitlich neben die Tastatur und verrenkt dadurch stundenlang seinen Oberkörper, während man sie durcharbeitet. Und dann steht auch noch der Monitor nicht frontal und viel zu weit weg, so dass der Rumpf den ganzen lieben langen Arbeitstag angestrengt nach links, rechts oder vorne gebeugt ist. Da muss sich der Körper ja wehren!

Haben Sie's gemerkt? Es geht schon die ganze Zeit um des Deutschen liebste – oder zumindest häufigste – Haltung: das Sitzen. Unser halbes Leben verbringen wir auf Bürostühlen, Sesseln und Sofas. Aber nur wer die richtige Positur einnimmt, verhindert frühzeitige Ermüdungserscheinungen des Körpers und gewährleistet eine gleichmäßige Druckbelastung der Bandscheiben. Am besten erreicht man das, indem man sich aufrichtet und häufig die Sitzposition wechselt.

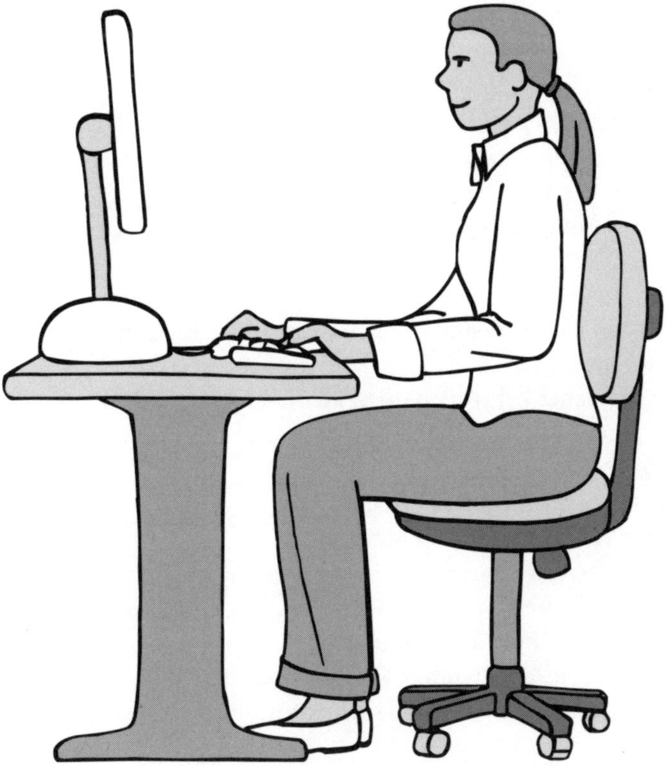

Gerade am PC-Arbeitsplatz und bei anderen Berufen mit hohem Sitz-Faktor ist die ergonomisch korrekte Einstellung der Sitzmöbel sowie der Arbeitsflächen besonders wichtig.

**Bürostuhl:**

- Stellen Sie Ihren Bürostuhl so ein, dass beide Füße fest auf dem Boden stehen und die Kniegelenke mindestens 90° gebeugt sind.
- Die anatomiegerechte Sitzfläche geht idealerweise so tief, dass Ihr Becken bequem Kontakt zur Rückenlehne bekommt und Ihre Kniekehlen trotzdem nicht an die Vorderkante des Stuhls gedrückt werden.
- Eine verstellbare Sitzfläche, die schräg nach vorne abfällt (eventuell Sitzkeil), unterstützt die Muskulatur des gekippten Beckens.
- Die Rückenlehne sollte ein wenig nachgeben und hoch genug sein, dass Sie sich bis zu den Schulterblättern anlehnen können. Stützt sie den Rücken im Bereich der Gürtellinie nicht ab, hilft ein Kissen oder eine Rückenstütze aus dem Fachhandel.

**Arbeitstisch:**

- Die Arbeitsebene (zum Beispiel Schreibtisch, PC-Tisch) sollte sich einige Zentimeter unter der Ellbogenhöhe befinden.
- Für Lese- und Schreibarbeiten ist eine Arbeitsfläche günstig, die man auf einen Neigungswinkel von bis zu 16° verstellen kann.

**Beinfreiheit:**

- Ihre Beine haben ausreichend Bewegungsfreiheit; die Füße stoßen nirgendwo an.
- Ihre Oberschenkel stoßen nicht an die Unterseite Ihrer Tischplatte.

**Körperhaltung:**

- Sitzen Sie generell eher aufrecht. Aber wechseln Sie häufiger die Sitzhaltung, am besten alle 10 Minuten.
- Ihre Schultern sind nicht verkrampft und hochgezogen.
- Ober- und Unterschenkel bilden ungefähr einen rechten Winkel. Dasselbe gilt für Unter- und Oberarm.
- Sie schauen in entspannter Haltung auf den Bildschirm und müssen Kopf und Oberkörper dabei nicht verdrehen.

### Checkliste für Ihren PC-Arbeitsplatz

Das Bundesministerium für Wirtschaft und Arbeit hat tatsächlich eine »Bildschirmarbeitsverordnung« zusammengestellt. Wir haben das amtsdeutsche Schriftstück ordentlich eingedampft, die besten Tipps für Sie herausgezogen und noch ein paar sinnvolle Ergänzungen hinzugefügt. Wenn Sie Ihr Büro und den PC-Arbeitsplatz nach den folgenden 22 Kriterien einrichten, haben Sie schon viel gewonnen:

1. Ihr Bildschirm lässt sich mühelos ausrichten.
2. Ihr Bildschirm zeigt ein kontrastreiches Bild.
3. Ihr Bildschirm ist flimmerfrei.
4. Ihr Bildschirm steht frontal vor Ihnen mit zirka einer Armlänge Abstand.
5. Ihr Bildschirm hat die richtige Höhe (Bildschirmoberkante auf Augenhöhe).
6. Ihr Bildschirm oder sein Hintergrund blenden Sie nicht.
7. Ihre Tastatur ist bequem zu bedienen.
8. Ihre Tastatur hat ein geteiltes Buchstabenfeld.
9. Ihre Maus liegt möglichst nah bei Ihrem Körper.
10. Ihr Arbeitstisch bietet genug Platz.
11. Ihr Arbeitstisch lässt Ihnen Beinfreiheit.
12. Ihr Arbeitsstuhl ist standfest und verstellbar.
13. Ihr Tisch und Ihr Stuhl sind aufeinander abgestimmt.
14. Ihr Arbeitsumfeld lässt Bewegungsspielraum.
15. Ihr Arbeitsumfeld birgt keine Gefahren.
16. Ihr Arbeitsumfeld ist gut ausgeleuchtet.
17. Ihr Arbeitsumfeld ist ruhig und frei von übermäßiger Wärme.
18. Ihr Arbeitsumfeld hat ausreichende Luftfeuchtigkeit und Frischluft.
19. Ihr EDV-System unterstützt Sie optimal.
20. Ihre Software ist benutzerfreundlich.
21. Ihr Arbeitsalltag besteht aus wechselnden Abläufen.
22. Ihr Sehvermögen wird regelmäßig untersucht.

### Eine sinnvolle Ergänzung: Das Stehpult

Eine prima Ergänzung zum Sitzen ist das Stehpult. Wenn Sie immer wieder zwischen beiden Arbeitsplätzen wechseln, werden regelmäßig andere Muskeln und Sehnen bewegt. Das beugt einer ganzen Menge Störungen und Schmerzen vor. Stehpulte gibt es entweder als frei stehenden Arbeitstisch oder zur Integration auf Ihrem Schreibtisch. Folgendes sollten Sie bei der Auswahl beachten:

- problemlose Höhenverstellung bis mindestens 125 Zentimeter,
- einfache Einstellmöglichkeit des Neigungswinkels bis mindestens 15 Grad,
- Mindestplattenfläche von DIN-A3-Größe,
- eventuell sinnvolles Zubehör wie beispielsweise Telefonarm, Arbeitsplatzleuchte oder größere Arbeitsflächen,
- Qualität durch GS-Zeichen bestätigt.

### In der Pause liegt die Kraft

Pausen sind ausgesprochen wichtig: Sie helfen Ihrem Körper, sich von Aktivitäten zu erholen sowie Muskel- und Skelettstörungen zu vermeiden. Das gilt auch und besonders für sitzintensive Bürotätigkeiten. Anzahl und Länge der Pausen sind individuell: Sie hängen ganz davon ab, was Sie machen und was Sie brauchen.

Eine Pause zu machen kann bedeuten, dass Sie Ihre Arbeit für ein paar Momente unterbrechen und sich einfach nur entspannen. Es gibt aber auch völlig andere Möglichkeiten, Ihrem Körper Erholung zu gönnen. Sie können zum Beispiel die Art der Aktivität ändern, gelegentlich an einem Stehpult arbeiten oder beim Telefonieren hin und her gehen. So belasten und entspannen Sie immer wieder andere Muskeln. Oder benutzen Sie doch statt eines Bürostuhls gelegentlich einen Hocker, der eine gekrümmte Standfläche besitzt. Ähnlich wie beim Sitzball kippelt er bei jeder größeren Bewegung ein wenig und zwingt Ihren Rücken zum Ausgleich. Auf diese Weise verharren sie nicht zu lange in einer Haltung und gönnen Ihrem Stützapparat heilsame Abwechslung.

## Was Sie sonst noch bei der Arbeit bewegt

Ihre Firma oder Abteilung sitzt nicht nur im Erdgeschoss? Prima! Vergessen Sie Aufzüge und Rolltreppen: Treppensteigen ist perfekt als Training für Herz, Kreislauf und Beinmuskeln geeignet. Und nach großen Anspannungen oder langen Meetings ist das Treppensteigen sogar richtig erholsam. Aber es gibt noch viel mehr Möglichkeiten, Bewegung in den Arbeitsalltag zu bringen:

- Stehen Sie auf, wann immer es möglich ist: beim Telefonieren, beim Nachdenken, beim Kaffeetrinken.
- Gehen Sie vor die Tür, strecken Sie sich und schauen Sie in den Himmel.
- Ersetzen Sie Telefonate innerhalb des Hauses durch einen kurzen Kollegenbesuch, wann immer es Ihre Zeit erlaubt.
- Das Wetter ist schön – genau der richtige Moment für einen kleinen Spaziergang in der Mittagspause.
- Benutzen Sie gelegentlich ein Stehpult.
- Funktionieren Sie als Manager Sitzungen in »Stehungen« um. Sie werden feststellen, dass Sie und Ihre Mitarbeiter effizienter sind und Zeit gewinnen. Denn keiner kann im bequemen Sessel versinken und dort länger als erforderlich verharren.
- Müssen Sie wirklich für Ihren Arbeitsweg das Auto benutzen? Vielleicht kommen Sie auch mit dem Fahrrad oder zu Fuß ans Ziel.
- Und wenn nicht: Parken Sie statt vor der Tür ein paar anregende Gehschritte entfernt.
- Nehmen Sie bei Ihren Besorgungen nicht immer den kürzesten Weg – gehen Sie lieber zum Bäcker, Metzger und zu dem italienischen Feinkosthändler als immer nur in den Supermarkt um die Ecke. Zweitnutzen: Es schmeckt oft genug auch besser.
- Wann waren Sie das letzte Mal schwimmen oder ausgiebig spazieren?
- Nutzen Sie das Tragen von schweren Einkaufskörben oder vollen Sprudelkisten zum kurzen Kraft-Workout. Aber richtig tragen, siehe Abschnitt »Vorsorge für den Rücken« (S. 65).
- Gehen Sie selber mit Ihrem Hund Gassi.
- Sehen Sie in der Gartenarbeit nicht nur die Pflege von Pflanzen, sondern auch von sich selbst! Wer keinen Garten besitzt, hat vielleicht Eltern oder Freunde, die sich über ein wenig Hilfe freuen.

**Profi-Tipp**
Um zu mehr »Aktiv-Einheiten« zu kommen, ist Bewegung in der Firma und mit Kollegen ideal.

### Über Tipps und Mini-Workouts

Abgesehen von ihrer einseitigen oder mangelnden Benutzung während der Arbeit neigen einige Muskelgruppen schon von Natur aus stärker zur Verkürzung. Sie freuen sich, wenn sie entsprechend häufig gestreckt, trainiert und gelockert werden. Typische Problemzonen sind:

1. Rücken (Lendenwirbelbereich)
2. Kopf (Stirn, Augen)
3. Nacken und Schulter
4. Unterarme und Hände
5. Beine (Oberschenkel, Waden)

Die Mini-Workouts und Tipps in diesem Kapitel des Buches dienen der Vorbeugung. Sie helfen Ihnen, die Folgeerscheinungen des Arbeitsalltags zu vermeiden, zum Beispiel Stress und einseitige oder nicht ausreichende Körperbewegung. Sie sind so angelegt, dass Sie sie an jedem Ort und bei jeder Gelegenheit ausführen können – Sie müssen dazu in kein Fitnessstudio gehen. Bauen Sie sie immer wieder in Ihren Tagesablauf ein, auch im Büro. Und motivieren Sie sich mit dem Wissen: Die Mini-Workouts und die Tipps sind der bewegende Anfang für einen Körper, in dem Sie sich viel wohler fühlen werden. Und wer weiß, vielleicht finden Sie ja eines Tages so viel Gefallen am neuen Körpergefühl, dass Sie doch noch anfangen, richtig Sport zu treiben. Aber dazu kommen wir erst im vierten Kapitel dieses Buches.

Vorerst brauchen Sie für die Mini-Workouts zur Vorsorge nur wieder jenes Equipment, das Sie sowieso im Büro oder zu Hause vorfinden:

- Stuhl,
- Schreibtisch,
- Wand,
- Türrahmen,
- Handtuch.

**Profi-Tipp**
Wenn es Ihnen peinlich ist, Ihre Übungen vor Kollegen zu machen, können Sie die meisten unauffällig im Sitzen ausführen. Oder ziehen Sie sich in einen leeren Konferenzraum oder in den Waschraum zurück, etwa bei Progressiver Muskelentspannung. Am besten aber: Animieren Sie Ihre Kollegen zum Mitmachen!

Auch für dieses Kapitel gilt: Wenn Sie andauernde Beschwerden haben, sollten Sie in jedem Fall Ihren Arzt aufsuchen. Er klärt die Ursachen ab und leitet eine entsprechende Therapie ein, sofern das notwendig ist. Ihr Besuch beim Doc ist ein Muss, wenn Symptome wie Unbehagen, Schmerzen, Pochen, Kribbeln, Taubheit, Brennen oder Steifheit ständig auftreten. Nehmen Sie diese Warnsignale unbedingt ernst! Denn Mini-Workouts zur Vorbeugung können viel leisten – aber nicht alles.

## Vorsorge gegen Stress und Erschöpfungszustände

### Den roten Faden fest in der Hand

Immer wieder kommt es vor, dass Sie durch ein privates Telefonat aus Ihrer Konzentration herausgerissen werden. Versuchen Sie doch einfach, für geschäftliche und private Gespräche eine jeweils eigene Haltung einzunehmen. Konkret: Dienstliche Gespräche erledigen Sie im Sitzen, für Privates stehen Sie auf oder drehen sich vom Schreibtisch weg. Durch diesen einfachen Trick fällt es Ihnen leichter, nach einem Telefonanruf – also einer Ablenkung von außen – wieder zurück zur eigentlichen Arbeit zu finden. Sie werden erstaunt sein, wie diese einfache Maßnahme Ihren Stresslevel senken kann.

Auch die deutliche Trennung von Arbeit und Freizeit ist hilfreich im Kampf gegen die Anspannung. Nehmen Sie zum Beispiel Ihre Uhr ab, wenn Sie Freizeit haben oder im Urlaub sind. Das ist am Anfang vielleicht ungewohnt, aber Sie werden sich prächtig erholen, wenn Sie sich mal richtig treiben lassen – so ganz ohne Ziele und Verpflichtungen.

## Rituale einführen

Mindestens genauso hilfreich sind Rituale. Sie finden das verstaubt und esoterisch? Probieren Sie es lieber mal aus! Was denken Sie, wie gut das tut, wenn Sie ausschließlich am Ende Ihres Arbeitstages, sozusagen als letzte Amtshandlung, E-Mails beantworten und nicht jedes Mal, sobald es »pling« im Mailkasten macht. Oder Sie kochen sich jeden Tag um 11 Uhr in aller Ruhe eine Kanne Tee, sozusagen als Interimspause mit Entspannungsqualität. Oder Sie gehen an den ungeraden Tagen in der Mittagspause spazieren. Oder Sie führen Donnerstag um 16 Uhr eine Fortbildungs- und Kontaktstunde ein: Hier lesen Sie grundsätzlich alles, was an Fachartikeln anfällt, und rufen auch mal jene Kunden oder Kollegen an, mit denen Sie zurzeit gerade kein Projekt bearbeiten. Oder ...

Da gibt es noch viele Beispiele – denken Sie sich selbst etwas aus, was gut zu Ihnen passt und Sie entlastet. Und schon können Sie den Rest der Zeit weniger gestresst arbeiten.

Am besten benutzen Sie für bestimmte Tätigkeiten auch bestimmte Positionen oder Orte. Legen Sie beispielsweise einen Ort fest für Arbeiten, bei denen Sie sich stark konzentrieren müssen. Dort machen Sie nichts anderes, und schon gar nichts, was Sie ablenkt. Zum Beispiel können Sie sich ein Stehpult einrichten, an dem Sie Ihre Konzepte und Ideen entwickeln.

## Stress vermeiden

Irgendwie hat der Tag zu wenig Stunden. Sie schaffen Ihre Sachen immer gerade so auf den letzten Drücker, und kaum ist etwas fertig, schrillt schon der nächste Alarm. Was für ein Stress, was für ein Druck! Aber was soll's, Termindruck ist schließlich Ihr Lebenselixier. Ohne funktionieren Sie erst gar nicht. Es ist allerdings ein Teufelskreis, der schwer wiegt: Ihr Körper schüttet unter diesem Druck permanent Stresshormone aus, das hält auf Dauer der stärkste Organismus nicht aus.

Innere Ausgeglichenheit und Freiheit fordern eben ihren Tribut – und zwar eine bessere Zeitplanung und mehr Eigenverantwortlichkeit im Umgang mit sich selbst. Legen Sie stets für sich fest, wann Sie etwas fertig haben möchten. Bauen Sie in Ihre Timings einen ordentlichen Puffer ein, und arbeiten Sie immer so, als müssten sie – bei größeren Projekten etwa – ein, zwei Tage vorher fertig sein. Seien Sie zumindest eine Zeit lang bei jedem wichtigen Termin mindestens eine Viertelstunde vorher bereit und anwesend. Die Taktik lohnt sich, besonders wenn Sie mit dem Auto anreisen: Schon begegnen Sie der langsamen Klapperkiste vor Ihnen mit Gelassenheit statt mit Bluthochdruck. Ein erstaunlich großer Prozentsatz an Stress und Verkehrsunfällen ließe sich vermeiden, wenn alle Verkehrsteilnehmer diesen kleinen Trick nutzten.

### Realistische Ziele setzen

Vielleicht nehmen Sie sich auch einfach immer zu viel auf einmal vor. Setzen Sie sich lieber realistische Ziele, sortieren Sie diese nach Wichtigkeit und legen Sie für jedes Ziel einen Zeitplan fest. Visieren Sie unterschiedliche Ziele für den Tag, die Woche und den Monat an und vergessen Sie dabei nicht das wichtigste Ziel – Ihre Regeneration: Gerade dafür sollten Sie ein ebenso ausreichendes wie konkretes Zeitbudget einplanen.

### Delegieren lernen

Haben Sie ein Mannschaftskapitän-Syndrom? Das gibt es häufig und ganz bestimmt nicht nur beim Fußball: Der Kapitän einer Mannschaft glaubt, ohne ihn laufe gar nichts und überhaupt könne er alles besser. Aber das ist nicht nur ein Trugschluss, sondern obendrein ein echtes Eigentor. Über kurz oder lang macht man das meiste alleine, ohne den Ball an seine Mannschaftskollegen abzugeben. So ist der Kapitän nicht nur schnell erschöpft, er steht auch bald im Abseits und allein auf weiter Flur.

Geben Sie lieber einen Teil der Arbeit ab. Jeder einzelne Ihrer Kollegen und Mitarbeiter hat ganz spezielle Fähigkeiten, und es ist doch schade, wenn Sie diese Ressourcen nicht nutzen. Halten Sie sich ruhig mal zurück, sobald neue Aufgaben zu verteilen sind, und lassen Sie andere Kollegen etwas übernehmen. Aber seien Sie nicht frustriert, falls es nicht gleich klappt. Oft ist es Ihre Umwelt schon gewohnt, dass Sie immer alles alleine machen, daher dauert es eine Weile, bis Ihre Mitarbeiter aufwachen und wieder selbst aktiv werden.

### Duschen und Baden

Es muss ja nicht immer gleich die Jahresmitgliedschaft in einem Wellness-Tempel sein. Schaffen Sie sich ein Badethermometer an. Und benutzen Sie ein Badeöl, dessen Duft Sie mögen. Manche Produkte beinhalten ätherische Öle, die nicht nur gut riechen, sondern zum Beispiel beruhigend oder anregend wirken. Ein erfrischendes Bad sollte etwas unter 37 Grad temperiert sein, ein Entspannungsbad hingegen liegt eher etwas über 37 Grad Celsius.

Sie sind nicht nur ein Sport-, sondern auch noch ein Bademuffel? Sie haben keine Zeit für ausgiebige Planschorgien oder besitzen womöglich gar keine Wanne? Dann versuchen Sie es doch mit einer langen, heißen Dusche. Das entspannt fast genauso gut. Bei Erschöpfungszuständen helfen anschließende wechselwarme Güsse, die beschleunigen Ihre Regeneration, regen allerdings auch den Kreislauf an – also besser nicht direkt vor dem Zubettgehen anwenden.

Besonders belebend sind Bürstenmassagen nach dem Duschen. Reiben Sie immer mit einer kreisenden Bewegung von den Armen und Beinen zum Rumpf und Richtung Herz. Damit unterstützen Sie die Durchblutung von Haut und Bindegewebe. Sie werden sich nicht nur gleich besser fühlen – Sie sehen auch besser aus!

**Profi-Tipp**

Bringen Sie Ihr ganzes Leben in Balance. Das bedeutet, alle vier wichtigen Komponenten des Lebens miteinander in Einklang zu bringen:

- Körper/Gesundheit,
- Arbeit/Leistung,
- Familie/Kontakte und
- Sinn/Kultur.

Verteilen Sie Prioritäten auf all diese Aspekte.

### Kleine Fluchten

Einen guten Einstieg in ein entspanntes Leben bieten immer mehr Fitness-Studios. Sie haben beispielsweise einen schönen Saunabereich. Eine gute Idee ist auch der Kurzaufenthalt in einem Wellness-Hotel. Hier können Sie komplett abschalten. Nutzen Sie doch mal ein Schnupperwochenende, um Entspannungstechniken kennen zu lernen.

### Freunde treffen

Pflegen Sie den Kontakt zu Ihren Freunden. Was macht eine gute Freundschaft aus? Sie schätzen sich, aber Sie sind unabhängig voneinander. Ihre Freunde nehmen Sie so, wie Sie sind. Sie müssen sich nicht verstellen, nichts darstellen und nichts erreichen. Was wirklich zählt, ist die gemeinsam verbrachte Zeit, und sei sie auch noch so knapp. Sie wissen, dass Sie sich gegenseitig verstehen, vertrauen und respektieren können. Hier können Sie lachen und weinen und sogar mal sauer sein. Wahre Freundschaften gehören zu den wenigen Dingen im Leben, die wirklich zählen – und sind obendrein für Ihre innere Ausgeglichenheit ein echter Gewinn. Mit Freunden kann man wunderbar Stress abbauen. Und manchmal reicht es sogar, einfach nur in ihrer Nähe zu sein und ihnen bei irgendetwas zuzuschauen. Was glauben Sie, wie entspannend das ist!

### Träume umsetzen

Einen Segelschein machen, Italienisch lernen, einen Oldtimer restaurieren oder endlich mal wieder Pinsel und Leinwand rauskramen – wir alle haben Träume, die wir sehnsuchtsvoll vor uns her schieben. Immer fehlt die Zeit, nie haben wir die Muße. Und dann das liebe Geld. So glauben wir zumindest. Aber mal ehrlich: Ist das nicht vielleicht nur eine Frage der Prioritäten? Erfüllen Sie sich doch mal einen Traum, vielleicht zunächst einen kleinen, damit Sie keinen Kulturschock erleiden. Hauptsache, Sie lassen sich nicht von Ausflüchten wie »zu viel Stress« oder »kein Talent« abhalten. Und sei es nur, damit Sie endlich mal wieder Inspiration schnuppern und aus dem Alltagstrott rauskommen – ganz abgesehen vom Spaß. Müssen wir Ihnen jetzt wirklich erklären, warum das gegen Stress hilft?

### Wochenenden nutzen

Kennen Sie das? Das nächste Wochenende ist in weiter Ferne, und Sie fühlen sich schon jetzt wie zerschlagen – ein typisches Montagmorgen-Gefühl. Da ist wohl gerade mal wieder irgendetwas falsch gelaufen. Hier ein paar Tipps, wie Sie mehr aus Ihrem Wochenende machen:

- **Putzhilfe**
  Wenn Sie nicht unbedingt zu den Menschen gehören, die sich beim Wienern und Bügeln besonders gut entspannen, besorgen Sie sich am besten eine Putzperle. Idealerweise kommt sie spätestens bis Freitagmittag und macht in Ihrer Wohnung klar Schiff für das Wochenende. So teuer ist das nun auch wieder nicht, vor allem wenn es Ihnen Muße und Zeit für Entspannung schenkt.

- **Online-Shopping oder Bringdienste**
  Sie ersparen sich lange Warteschlangen am Samstag und viel Schlepperei, wenn Sie schon am Donnerstag fürs Wochenende einkaufen oder Waren via Internet bestellen und sich bringen lassen. So haben Sie am Wochenende mehr Zeit, beispielsweise für Sport, einen Kaffee mit Freunden oder einen entspannten Spaziergang.

- **Freunde treffen**
  Freitagabend und der Samstag sind die beste Zeit, um Freunde zu treffen. Sollte es spät oder gar feuchtfröhlich werden, bleibt Ihnen der Sonntag zum Regenerieren.

- **Entdecken Sie am Sonntag die Welt neu**
  Schlafen Sie am Sonntag nicht zu lange aus, sonst gerät Ihr Schlafrhythmus zu sehr aus dem Lot und Sie fühlen sich am Montagmorgen wieder völlig zerschlagen. Am besten, Sie machen sonntags nur Dinge, auf die Sie wirklich Lust haben. Oder entdecken Sie neue Horizonte und unbekanntes Terrain: Kaufen Sie sich zum Beispiel ein Buch oder eine Zeitschrift zu einem Thema, von dem Sie schon immer mehr wissen wollten. Oder besuchen Sie eine Ausstellung oder Veranstaltung. Für das Aufladen unserer inneren Batterie brauchen wir neue Impulse und auch die Möglichkeit, uns weiterzuentwickeln und Neues zu entdecken.

### Die magischen 7 für mehr Ausgeglichenheit

1. Sie haben gelernt, sich fast überall und sofort zu entspannen – durch regelmäßige Übung einer oder verschiedener Entspannungstechniken.
2. Sie ernähren sich ausgewogen und machen regelmäßig Sport, möglichst oft an der frischen Luft.
3. Sie schlafen ausreichend und gehen früh genug ins Bett, um genügend Erholung zu bekommen.
4. Sie machen sich keine unnötigen Sorgen. Setzen Sie die Dinge in die richtige Perspektive: Erkennen Sie, was wirklich wichtig und was eher unwichtig ist.
5. Sie haben gelernt, sich nicht zu viel aufzubürden. Sie sind gut organisiert. Ein unordentliches und unorganisiertes Leben führt oft zu Stress. Verlassen Sie die nur scheinbar bequeme »Ich-bin-ein-Opfer-der-Umstände«-Rolle. Bestimmen Sie so oft wie möglich, was Sie tun und wann Sie es tun.
6. Sie haben ein starkes soziales Netz. Verbringen Sie Zeit mit Ihrer Familie, mit Freunden und Bekannten, die Ihnen gut tun. Finden Sie Menschen für Ihr Leben, die Ihnen zuhören und die Sie gern haben.
7. Sie haben einen ausgeprägten Sinn für Humor. Lachen Sie über die kleinen Ärgernisse des Lebens. Und vor allem: Lachen Sie über sich selbst und nehmen Sie sich nicht zu ernst.

Wenn Sie noch mehr über Entspannung und Sport wissen möchten, blättern Sie einfach vor zu Kapitel IV.

**Profi-Tipp**

Bringen Sie Wellness in Ihr Leben. Wellness (englisch well: gut, angenehm, gesund) steht im weitesten Sinn für körperliches und seelisches Wohlbefinden. Das erreichen Sie durch ein ganzheitlich angelegtes Fitness-Programm, das Körper, Geist und Seele gleichermaßen berücksichtigt. Wellness hat immer auch eine starke Genuss- und Erlebniskomponente. Zu einem umfassenden Wellness-Programm gehören folglich gesunde Ernährung, der richtige Umgang mit Stress, Bewegung sowie Körperpflege. Ab Seite 122 erhalten Sie einen Überblick über Entspannungstechniken für jeden Typ. Denn Entspannung heißt nicht unbedingt für jeden, sich hinzulegen und zu meditieren.

## Mini-Workouts als Vorsorge gegen Stress

Wundern Sie sich nicht: Einige Übungen kennen Sie bereits aus der Soforthilfe. Wenn Sie sie regelmäßig durchführen, eignen sie sich auch vorzüglich zur Vorbeugung.

### Übung 22: Laufen auf der Stelle (siehe Seite 42)

### Übung 28: Palming

Nein, nein, die Übung hat nichts mit den beliebten kleinen Taschencomputern zu tun, schützt aber vor müden Augen, wenn Sie zu lange vor dem Monitor sitzen.

1. Formen Sie beide Hände zu Kuppeln, als wollten Sie Wasser aus einem Bach schöpfen.
2. Halten Sie die gewölbten Handflächen so vor die Augen, dass Sie kein Licht durchscheinen sehen. Drücken Sie nicht gegen die Augen!
3. Stellen Sie sich für zwei bis drei Minuten irgendwelche schönen, möglichst farbigen Gegenstände oder Landschaften vor.
4. Entfernen Sie dann die Hände von den Augen, und zwar so langsam, dass kein Blendeffekt eintritt. Wenn Sie sich geblendet fühlen, dunkeln Sie lieber nochmals stärker ab.

Diese Übung sollte ein bis zwei Mal täglich durchgeführt werden. Sie entspannt Ihre Augenmuskulatur und macht müde Augen wieder munter.

### Übung 20: Bodyscanning (siehe Seite 41)

### Übung 1: Tief durchatmen (siehe Seite 25)

### Übung 2: Verbundenes Atmen (siehe Seite 25)

### Übung 3: Beine hochlegen (siehe Seite 26)

# Vorsorge für den Rücken

## Den Rücken entzücken

Wollen Sie warten, bis Sie einer von den 5 Millionen Deutschen mit chronischem Rückenleiden sind? Meldet sich die Wirbelsäule erst einmal regelmäßig, ist es vielleicht schon fast zu spät. Dann laboriert man ewig herum, bis sich die Muskeln wieder richtig entspannen und so gestärkt sind, dass sie den Rücken schmerzfrei tragen können. Was übrigens viele nicht wissen: Starke Bauchmuskeln halten den Rücken mit! Wohl dem also, der einen straffen Frauenbauch oder ein männliches Sixpack hat, und sei's auch mit ein wenig Schwabbel drüber.

Wer hingegen allzu spät dran ist, hat Pech, weil durch die einseitige Belastung bereits Dauerschäden eingetreten sind. Kümmern Sie sich lieber rechtzeitig um Ihren Rücken – bevor der Schmerz zuschlägt. Das geht am besten mit einer gesunden Mischung aus ergonomisch eingerichtetem Arbeitsplatz, guter Körperhaltung und regelmäßiger Bewegung – beispielsweise durch unsere Mini-Workouts, die Sie sogar am Bürotisch machen können. Aber zunächst ein paar gute Tipps für alle wichtigen Szenarien Ihres Lebens, die Ihren Rücken betreffen.

### Szenario: Sitzen am Arbeitstisch

- Wählen Sie den Stuhl so aus, dass er Ihren unteren Rückenbereich stützt (Lendenwirbel) und bis zu den Schulterblättern Halt gibt.
- Die Stuhllehne sollte nachgeben. So können Sie sich beispielsweise beim Nachdenken kräftig anlehnen, die Arme hinter dem Kopf verschränken und ein wenig wippen.
- Stellen Sie die Tisch- und Stuhlhöhe so ein, dass Sie eine angenehme und natürliche Körperhaltung einnehmen (90-Grad-Winkel).
- Sitzen Sie öfter mal mit leicht gespreizten Beinen, die Füße fest auf den Boden gestellt. So richtet sich Ihre Wirbelsäule automatisch ein wenig auf. Ein Keilkissen unterstützt Sie zusätzlich.
- Verwenden Sie eine Fußstütze, wenn Sie mit Ihren Füßen nicht bequem den Fußboden erreichen.
- Räumen Sie den Fußraum unter dem Tisch frei, damit ihre Beine – und damit auch die Wirbelsäule – immer wieder eine andere Haltung einnehmen können.

- Vielleicht können Sie gelegentlich auf einen Sitzball oder einen Hocker mit beweglicher Standfläche ausweichen, das bringt Ihre Lendenwirbel in Bewegung.
- Bringen Sie wichtige Unterlagen und Ordner weit genug vom Tisch unter, damit Sie immer wieder aufstehen und ein paar Schritte gehen müssen.

### Szenario: Sitzen im Auto

Wer je lange Strecken im Auto zurücklegen musste, weiß, wie wichtig gutes Sitzen ist. Überprüfen Sie Ihre Haltung im Auto:

- Rückenlehne um 20 bis 30 Grad nach hinten neigen.
- Gesäß und Schultern fest anlehnen.
- Sitz so verschieben, dass die Beine bei durchgetretenem Bremspedal noch leicht gebeugt sind.
- Am besten geht es den Armen, wenn die Ellbogen leicht angewinkelt sind, während man das Lenkrad sowohl links wie rechts festhält.
- Viele Sitze bieten die Möglichkeit zur Einstellung im Bereich der Lendenwirbelsäule. Beim aufrechten Sitz sollte eine deutliche Unterstützung spürbar sein; gegebenenfalls ein zusätzliches Lendenkissen (Lordosekissen) benutzen.

### Stehen

Die menschliche Wirbelsäule ist nicht dafür gemacht, Rumpf und Kopf auf Dauer im Stehen zu tragen. Wir verspüren nach einiger Zeit mit Fug und Recht den Wunsch, uns hinzusetzen oder hinzulegen. Das geht allerdings nicht immer (denken Sie zum Beispiel an Messen oder Präsentationen). Besonders belastet sind beim längeren Stehen die Abschnitte der Hals- sowie der Lendenwirbelsäule, in denen eine natürliche Krümmung (Lordose) vorhanden ist. Kippt man das Becken beim Stehen zu weit nach vorne, wird das natürliche Hohlkreuz schmerzhaft verstärkt.

Zur Vorbeugung gegen derartige Beschwerden sollten Sie lange Stehperioden durch Umhergehen unterbrechen, sich abstützen oder wenn möglich anlehnen. Wie beim Sitzen ist auch hier eine aufrechte Position, der so genannte »gerade Rücken«, der einfachste Weg, sich Rückenschmerzen zu ersparen. Einen »geraden Rücken« bekommen Sie beim Stehen, wenn Sie gleichzeitig

- die Beine hüftbreit aufstellen,
- die Knie nicht ganz durchstrecken,
- die Schulterblätter straffen, also ein wenig nach hinten und herunterziehen und
- den Kopf gerade und das Kinn aufrecht halten.

So lässt es sich eine ganze Weile aushalten. Der aufrechte Stehrücken kann durch bessere Arbeitsbedingungen gefördert werden, beispielsweise dadurch, dass am Stehtisch

- nur eine minimale Kopfneigung nötig ist,
- die Arme abgestützt werden können,
- zwischen Arbeitsebene und Körper ein kleiner Abstand besteht,
- die Höhe der Arbeitsplatte der Körpergröße angepasst ist,
- Stehhilfen wie Fußschemel benutzt werden.

Auch bei Garten- und Hausarbeit lohnt es sich, die Arbeitsgeräte an die Körpergröße anzupassen. So steht man beim Staubsaugen und Beetehacken relativ aufrecht – das schont den Rücken spürbar.

**Bücken und Heben**

Gerade Bücken und Heben haben so ihre Tücken. Wer je vom Getränkeschleppen einen Hexenschuss bekam oder beim Umzug Bücherkisten stemmte, weiß, wovon wir reden. Es ist aber auch zu verführerisch, sich einfach kurz mit rundem Kreuz nach unten zu hängen und die lästige Last mit einem Ruck anzuheben. Natürlich geht das auch schonender, indem man nicht einzelne Wirbel überbelastet, sondern die natürliche Statik der Wirbelsäule nutzt. Und zwar so:

- Bringen Sie den Körper möglichst nahe und frontal zum Gegenstand.
- Die Füße stehen hüftbreit in stabiler Ausgangsposition.
- Die Wirbelsäule ist und bleibt in ihrer physiologischen, aufrechten Form (»gerader Rücken«).
- Beine bis zirka 90 Grad anwinkeln.
- Durch Beckenkippen den geraden Oberkörper nach vorne beugen.
- Mit gestreckten Armen die Last umfassen, Bauchmuskulatur anspannen. Die Last gleichmäßig durch Strecken im Hüft-, Knie- und Sprunggelenk aufheben.
- Das Absetzen einer Last geschieht nach dem gleichen System.

### Tragen

Beim Tragen von Gegenständen sollten Sie auf eine möglichst gleichmäßige Verteilung der Lasten auf beide Seiten der Wirbelsäule achten. Außerdem ist das Tragen auf dem Rücken, zum Beispiel mit einem Rucksack, gesünder als das Tragen vor dem Körper. Unförmige Gegenstände wie Getränkekästen, die Sie mit beiden Händen fassen, halten Sie am besten möglichst dicht am Körper.

### Liegen

Etwa ein Drittel des Tages verbringen wir schlafend oder ruhend in horizontaler Haltung. So kann sich unsere Wirbelsäule normalerweise am besten entlasten. Allerdings müssen dafür ein paar Voraussetzungen erfüllt sein, damit der Tag mit einem fröhlichen Strecken statt mit gequälten Knochen beginnt:

- Das Bettsystem sollte komfortables Liegen ermöglichen, ohne dass der Körper durchhängt und Druckstellen entstehen.
- Die Unterlage (Lattenrost, Matratze, Kopfkissen) muss eine wirbelsäulengerechte Form und Festigkeit aufweisen.
- Matratzen sollten dem Körpergewicht angepasst sein – schwere Menschen brauchen härtere Auflagen, da sie sonst zu tief einsinken und ihre Wirbelsäule nicht gut gestützt wird.
- Der Ruhende muss eine Entlastungsposition einnehmen. Am besten liegt es sich in der Rücken- und in der Seitenlage.

### Aufstehen

Wenn Sie gelegen haben, lassen Sie sich und Ihrem Körper Zeit, bevor Sie sich erheben. Räkeln und strecken Sie sich, damit die Muskulatur vorbereitet wird. Dann rollen oder rutschen Sie möglichst nah zur Bettkante hin. Stützen Sie Ihren Oberkörper aus der Seitenlage mit geradem Rücken in die Höhe und senken Sie gleichzeitig die Beine zum Boden, damit Sie kontrolliert in die Sitzposition gelangen.

Nun ist es wie bei Sesseln und Sofas: Bevor Sie aufstehen, sollten Sie zunächst durch Anspannen der Rückenmuskulatur und durch Aufrichten des Beckens den »geraden Rücken« machen. Mit dem Abstützen der Arme auf der Sitzfläche, den Armlehnen oder den Oberschenkeln kann das richtige Aufstehen aus den Knien heraus unterstützt werden. Die Hauptkraft kommt aus den gebeugten Beinen, die den Körper schräg nach oben bewegen. Aber auch die Arme helfen mit.

Beim Aufstehen von einem Stuhl stehen die Füße in Schrittstellung, ein Fuß befindet sich etwas zurückgesetzt zwischen den Stuhlbeinen. Verlagern Sie den Oberkörper so weit nach vorne, bis der Schwerpunkt über den Füßen liegt. Dann erst strecken Sie die Beine.

## Mini-Workouts als Vorsorge für den Rücken

### Übung 27: Lasso (siehe Seite 44)

### Übung 24: Hampelmann (siehe Seite 43)

### Übung 4: Schreibtisch-Raupe (siehe Seite 27)

### Übung 29: Oberer Rücken (siehe Abbildung auf Seite 70)

Eine umfassende Übung, die die Muskulatur im Bereich des oberen Rückens zwischen den Schulterblättern dehnt.

1. Legen Sie im Sitzen die Handflächen vor dem Körper zusammen und schieben Sie sie nach vorne.
2. Den anfangs aufrechten Oberkörper rollen Sie dabei vom Kopf aus ein und halten die Dehnung.
3. Wichtig: Schultern während der Übung hin zur Hüfte ziehen. Den Bauchnabel leicht einziehen beim Einrollen.
4. Die Dehnung etwa drei bis fünf Atemzüge halten.
5. Fünf Mal.

### Übung 6: Schulterdehner (siehe Seite 28)

### Übung 5: Kopf hängen lassen (siehe Seite 28)

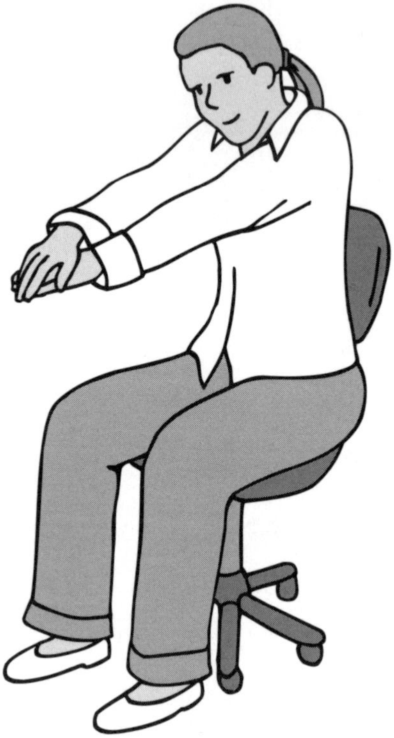

Abbildung
Oberer Rücken

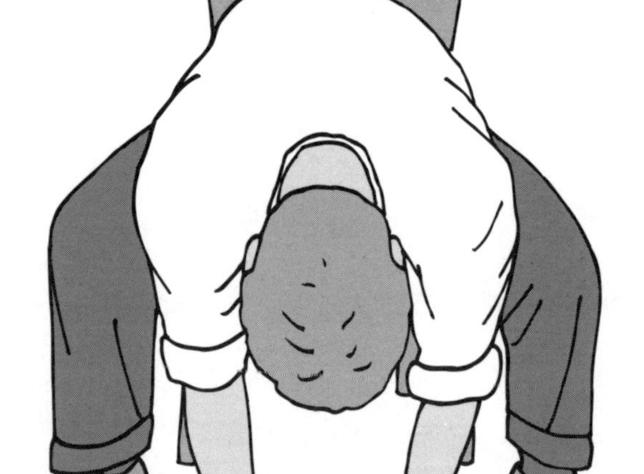

Abbildung
Unterer Rücken

## Übung 30: Seitenstrecken

Zum Lockern der Rumpfmuskulatur.

1. Lockerer Stand, Rumpf gestreckt, Knie leicht gebeugt.
2. Legen Sie die rechte Hand an die Hüfte, heben Sie den linken Arm nach oben und ziehen Sie die Hand nach rechts oben über den Kopf.
3. Neigen Sie den Körper nach rechts, so dass die ganze linke Seite gestreckt wird. Während des Streckens einatmen, am Ende der Bewegung ausatmen.
4. Die Dehnung etwa drei bis fünf Atemzüge halten.
5. Arme wechseln und die Übung zur anderen Seite wiederholen.
6. Fünf Mal.

## Übung 31: Unterer Rücken (siehe Abbildung auf Seite 70)

Durch die Dehnung des unteren Rückens können Sie Rückenbeschwerden vorbeugen.

1. Setzen Sie sich auf die Stuhlkante und krümmen Sie den Oberkörper auf der ganzen Linie nach vorne. Senken Sie ihn mit hängenden Armen zwischen den geöffnet aufgestellten Beinen ab.
2. Dann einfach hängen lassen.
3. Wichtig: tief atmen und langsam wieder aufrichten.
4. Die Dehnung etwa drei bis fünf Atemzüge halten.
5. Langsam wieder aufrichten.
6. Fünf Mal.

## Übung 7: Hüftbeuger (siehe Seite 28)

## Vorsorge für Kopf und Augen

### Beizeiten bedenken

Sicher, gelegentlich gehört ein wenig Kopfweh einfach zum Leben dazu. Aber durch falsche Haltung und Belastung im Berufsalltag können Probleme mit Augen und Kopfschmerzen zu regelrechten Dauerbegleitern werden. Das ist weder gesund noch notwendig.

**Der PC-Arbeitsplatz**
Ständiges Sitzen in angespannter und gekrümmter Haltung schadet der Wirbelsäule, führt zu Muskelverspannungen und kann die Ursache für immer wieder auftretende Kopfschmerzen sein. Das gilt auch und vor allem für die Arbeit am Bildschirm. Deshalb ist die ergonomische Einrichtung des Arbeitsplatzes entscheidend (siehe Seite 52 f.). Wichtig ist ein moderner Büro-Drehstuhl, am besten mit Armlehnen. Sitzen Sie dynamisch und aktiv: Wechseln Sie die Sitzhaltung häufig, aber bleiben Sie dabei die meiste Zeit aufrecht. Das verhindert, dass die Muskeln einseitig belastet werden und sich verspannen. Tisch- und Stuhlhöhe sollten so eingestellt sein, dass bei aufrechtem Sitz Unter- und Oberarme einen rechten Winkel bilden. Dasselbe gilt für Ober- und Unterschenkel.

Außerdem ist die Stellung des Monitors wichtig. Wenn Sie sich immer schräg zu ihm hindrehen müssen, ist es kein Wunder, dass Sie die einseitige Belastung der Nackenmuskeln irgendwann mit üblen Kopfschmerzen bezahlen müssen.

**Auslöser für Kopfschmerzen**
Kopfschmerzen können ganz verschiedene Ursachen haben. Dazu zählen neben Verspannungen unter anderem Fehlsichtigkeit und Infekte, aber auch Ihr direktes Arbeitsumfeld:

- Augenprobleme: Sehen Sie noch gut in der Nähe und in die Ferne? Wenn Sie Zweifel haben, lassen Sie Ihre Augen oder gegebenenfalls die Stärke Ihrer Brillengläser testen.
- Erkältungen und chronische Infektionen der Nebenhöhlen: Hier helfen Wärme, Inhalieren mit ätherischen Ölen oder Nasenspülungen. Bei hartnäckigen Beschwerden empfiehlt sich der Gang zum Arzt.
- Monitor: Wenn Ihr Bildschirm nicht zentriert vor Ihnen steht oder Sie ständig den Nacken nach unten dehnen müssen (Notebook!), kann das ebenfalls zu Kopfschmerzen führen.

- Umwelt: Zu grelles Licht hinter dem Monitor, zu wenig Helligkeit auf den Arbeitsunterlagen, Klimaanlagen und schlechte Luft sowie Materialemissionen sind weitere Auslöser.

**Spannungskopfschmerz**
Spannungskopfschmerz ist als drückender oder ziehender dumpfer Schmerz im ganzen Schädel zu spüren. Betroffene haben das Gefühl, einen beklemmenden Hut aus Eisen oder ein enges stählernes Band um die Stirn zu tragen. Spannungskopfschmerzen können zum Beispiel durch Stress, falsche Körperhaltung, schlechte Luft oder in Verbindung mit zu wenig Bewegung ausgelöst werden. Menschen, die unter Spannungskopfschmerz leiden, bleiben durchschnittlich an 14 Tagen pro Jahr krankheitsbedingt der Arbeit fern.

**Migräne**
Verspüren Sie immer wieder pochende, pulsierende Schmerzen in einer Hirnhälfte, vielleicht kombiniert mit Übelkeit, starkem Ruhebedürfnis und Lichtempfindlichkeit? Das könnte auf eine Migräne hindeuten, die unter anderem durch Stress ausgelöst werden kann. Wer oft darunter leidet, sollte sich bei einem spezialisierten Arzt behandeln lassen.

## Mini-Workouts als Vorsorge für den Kopf

### Übung 32: Aktiver Weg zum (und vom) Job

Klingt zwar banal, aber vielleicht kommen Sie statt mit dem Auto auch mit Ihrem Fahrrad ans Ziel? Oder Sie machen einen kleinen, schnellen Spaziergang zur nächsten – oder besser noch übernächsten – Bushaltestelle. Das schont die Nerven, pumpt Kraft in die Muskeln und weckt auch die müdesten Lebensgeister.

### Übung 8: Vor die Tür gehen und abschalten (siehe Seite 30)

### Übung 9: Progressive Entspannung für Kopf und Gesicht (siehe Seite 31)

### Übung 20: Bodyscanning (siehe Seite 41)

## Stets die Augen im Blick

Viele Augenbeschwerden sind durch die Arbeit am Monitor verursacht. Dazu gehören brennende und trockene Augen, aber auch das Gefühl, dass alles vor den Augen flimmert oder ein wenig verschwimmt. Ursachen sind zu trockene Luft, Zugluft und Qualm, falls im Büro geraucht wird. Da helfen regelmäßiges Lüften und ein professioneller Luftbefeuchter. Zur Not tut's auch eine Schale mit Wasser oder ein feuchtes Handtuch auf der Heizung.

**Profi-Tipp**

Trockene Büroluft setzt Ihrer Haut und damit auch Ihren Schleimhäuten und Augen sehr zu. Stellen Sie sich jeden Morgen zwei bis drei Flaschen Wasser auf den Schreibtisch. Ziel ist es, sie bis zum Feierabend zu trinken. Trinken Sie beispielsweise alle zehn Minuten einen Schluck. Sie werden sich spürbar wohler fühlen.

### Augen schonen: Der Monitor und sein Umfeld

Der Bildschirm steht frontal und mit mindestens einem halben Meter Abstand vor den Augen. Testen Sie die Entfernung, indem Sie den Arm ausstrecken und die Hand anwinkeln. Dabei dürfen Sie die Bildschirmoberfläche nicht berühren. Die richtige Entfernung ist wichtig, damit Ihre Augen beim Arbeiten nicht so schnell müde werden. Der Monitor sollte so groß sein, dass Sie die Zeichen aus diesem Abstand gut lesen können.

Die richtige Höhe hat der Bildschirm in der Regel, wenn sich die Oberkante des Monitors in Augenhöhe befindet. Der Monitor sollte so aufgestellt und ausgerichtet sein, dass Ihr Blick leicht abfällt, also ungefähr in einem Winkel von 15 bis 30 Grad auf die Bildschirmoberfläche fällt.

Schlechte Lichtverhältnisse überanstrengen die Augen und können Kopfschmerzen verursachen. Natürliches Tageslicht ist wichtig für die Gesundheit und das persönliche Wohlbefinden. Nutzen Sie deshalb das Tageslicht, so weit es geht. Räumen Sie die Fensterbank frei und lassen Sie das Licht herein. Am wohlsten fühlen Sie sich, wenn Ihr Arbeitsraum gleichmäßig erhellt ist. Allerdings darf der Lichteinfall auch nicht zu stark sein. Gegen blendende Sonnenstrahlen helfen Jalousien mit kippbaren Lamellen. Die sorgen auch dafür, dass größere Gegenstände wie beispielsweise der Computerbildschirm keine Schatten auf die Arbeitsfläche werfen.

Achten Sie darauf, dass sich sowohl Fenster als auch Leuchten nicht auf dem Bildschirm spiegeln, und reinigen Sie diesen von Zeit zu Zeit mit einem Glasreiniger oder einem antistatischen Spezialmittel. Das Gleiche gilt für Ihre Brille. Eine Kombination aus indirekter Deckenbeleuchtung, die den Raum gleichmäßig erhellt, und zusätzlicher Beleuchtung am Arbeitsplatz, die nicht den Monitor, sondern Ihre Dokumente ins Licht setzt, ist am sinnvollsten. Stellen Sie Helligkeit, Kontrast und Schriftgrad am PC so ein, dass es für Sie angenehm ist.

**Profi-Tipp**

Wer viel am Bildschirm arbeitet, sollte regelmäßig seine Sehschärfe beim Augenarzt überprüfen lassen. Und machen Sie möglichst häufig die nachfolgenden Mini-Workouts. Sie kräftigen die Augenmuskulatur, vertreiben Müdigkeit und entspannen Ihre Augen.

## Mini-Workouts als Vorsorge für die Augen

Die folgenden Übungen kennen Sie zum großen Teil schon aus dem Soforthilfe-Kapitel. Sie haben es also hier ganz leicht – Sie brauchen nichts Neues zu lernen. Machen Sie die Übungen als Mini-Workouts einfach regelmäßig, und schon stellt sich der Vorsorge-Effekt ein.

### Übung 10: Augen auf! (siehe Seite 32)

### Übung 11: Brillenträger-Massage (siehe Seite 32)

### Übung 12: In die Ferne schweifen (siehe Seite 32)

### Übung 13: Das Blinzel-Blitz-Programm (siehe Seite 32)

# Vorsorge für den Nacken

## Bevor der Nacken Sie beugt

Weit verbreitet sind Schmerzen durch einen verspannten Nacken. Kein Wunder eigentlich, denn gerade bei Computerarbeit hält man den Kopf oft falsch und belastet die Muskeln einseitig. Dabei gibt es Gegenmittel, um das unsachgemäße Drehen und Beugen des Halses gering zu halten.

Positionieren Sie den Monitor gerade und zentriert vor sich. Schon kleine Abweichungen nach links oder rechts können durch die einseitige Dauerbelastung der Muskeln heftige Verspannungen nach sich ziehen. Falls Sie aber häufiger auf Dokumente schauen müssen als auf den Monitor, sollten Sie die Dokumente direkt vor sich legen und lieber den Monitor seitlich positionieren. Hilfreich sind auch Dokumentenhalter. Sie bringen Ihre Arbeitsvorlage in Augenhöhe.

Der obere Rand des Bildschirms sollte sich in Augenhöhe befinden, damit Sie den Nacken nicht zu sehr neigen müssen. Wenn Sie Bifokalgläser tragen, setzen Sie den Bildschirm entsprechend tiefer. Besser noch: Sie lassen sich von Ihrem Optiker eine Brille speziell für die Arbeit am Computer anpassen. Und wenn Sie eine Handballenauflage für die Arbeit mit der Tastatur verwenden, beugen Sie zusätzlich Verspannungen im Schulter- und Nackenbereich vor.

## Mini-Workouts als Vorsorge für den Nacken

Übung 14: Schildkröte (siehe Seite 33)

Übung 15: Held der Arbeit (siehe Seite 34)

Übung 23: Büro-Schmetterling (siehe Seite 42)

Übung 24: Hampelmann (siehe Seite 43)

# Vorsorge für Arme und Hände

## Frühzeitig begreifen

Eine gute Schreibkraft bringt es pro Tag auf bis zu 80.000 Anschläge. Und wer viel mit der Maus arbeitet, mutet einem einzigen seiner Finger täglich tausend Mal exakt dieselbe Bewegung zu. Klick ... Doppelklick ... Klick. Kein Wunder, dass das zu Überbelastung führen kann und manche plötzlich im rechten Arm keine Kraft mehr haben. Ihre Hand schmerzt, fühlt sich taub an und kann die Computermaus nicht mehr führen. Hier lautet die Diagnose »Maus-Arm«. Diese Krankheit ist mit dem so genannten Tennisarm verwandt und heißt im Fachjargon Repetitive Strain Injury (RSI).

Durch permanentes Klicken auf die Maustasten kann man sich seinen Arm regelrecht ruinieren. Auch das Karpaltunnelsyndrom ist oft eine Folge der Arbeit am Computer. Dabei schwellen Nerven in der Hand so weit an, bis sie sich sozusagen selbst einklemmen – eine äußerst schmerzhafte Angelegenheit. Laut einer Studie in Nordrhein-Westfalen leidet bereits ein Viertel der Büroangestellten unter Schmerzen im Arm, 12 Prozent verspüren Kribbeln und Schmerzen in der Hand. Aber so weit muss es bei Ihnen gar nicht erst kommen, wenn Sie die folgenden Tipps sozusagen rechtzeitig be-greifen.

### Ihre Tastatur ist bequem zu bedienen

- Vor der Tastatur ist ausreichend Platz zum Auflegen von Händen und Armen. Bei einer zu schmalen Auflagefläche muss die Hand zu stark angewinkelt werden. Dadurch können zum Beispiel schmerzhafte Druckstellen am Handballen auftreten. Benutzen Sie gegebenenfalls eine Handballenauflage.
- Die Tastatur hat ein geteiltes Buchstabenfeld. Ergonomisch geteilte Tastaturen unterstützen die richtige Arm-Hand-Haltung.
- Die Interaktion mit dem Computer läuft weniger über die Maus, sondern primär mit Shortcuts über die Eingabe per Tastatur. Diese Tastenkombinationen für häufige Kurzbefehle finden Sie in der Programmhilfe.
- Führen Sie Ihre Finger locker über die Tastatur, statt sie zu traktieren.
- Je mehr Sie schreiben, desto wichtiger ist die bequeme Bedienbarkeit der Tastatur. Vor allem wenn Sie das Zehn-Finger-System beherrschen, müssen Sie auf eine einwandfreie, unverkrampfte Handhaltung achten. So schonen Sie Gelenke, Sehnen und Bänder. Außerdem strapazieren Sie Ihre Muskulatur nicht übermäßig.
- Halten Sie Ihre Handgelenke möglichst waagerecht.

**Profi-Tipp**

So variieren Sie Ihre täglichen PC-Aktivitäten und arbeiten effektiv: Verwenden Sie unterschiedliche Eingabegeräte, wie Maus und Tastatur, für gleiche Aufgaben. Um etwa einen Bildlauf durchzuführen, können Sie sowohl die Radtaste der Maus als auch die Pfeiltasten auf der Tastatur verwenden. Arbeiten Sie effektiver: Nutzen Sie Software- und Hardwarefunktionen, um den Arbeitsaufwand zu reduzieren und Ihre Produktivität zu erhöhen. Öffnen Sie als PC-Nutzer zum Beispiel das Start-Menü, indem Sie die Taste mit dem Windows-Logo drücken.

Mäuse und Tastaturen müssen Symptomen wie dem »Maus-Arm«, Verspannungen und Muskelschmerzen entgegenwirken. Mediziner und Wissenschaftler zeichnen deshalb gemeinsam mit der Aktion Gesunder Rücken (AGR) unter anderem PC-Eingabegeräte aus, welche die Wirbelsäule und den Bewegungsapparat unterstützen. Das Gütesiegel des AGR dient dabei für Sie als Kaufentscheidungshilfe.

**Sie haben alles in angenehmer Reichweite**

- Platzieren Sie Tastatur und Maus beziehungsweise Touchpad oder Trackball auf einer Ebene, und zwar ungefähr in der Höhe des Ellbogens.
- Ihre Oberarme hängen seitlich und locker.
- Beim Tippen befindet sich die Tastatur frontal vor Ihnen. Die Maus liegt nah am Keyboard bzw. nah am Körper.
- Häufig verwendete Gegenstände wie beispielsweise Stift oder Telefon haben Sie in angenehmer Reichweite der Arme.

## Mini-Workouts als Vorsorge für Arme und Hände

Als Basis für die nächste Übung dient die Progressive Muskelentspannung, die Sie ja bereits in einer anderen Variante als Soforthilfe für den Kopf kennen gelernt haben. Sie wird auch nach dem Begründer dieses Verfahrens als Jacobson-Methode bezeichnet. Die Methode des Deutsch-Amerikaners Edmund Jacobson baut auf dem Wechsel und der Kontrastwahrnehmung von Anspannung und Entspannung auf. Anders als beim Autogenen Training kann der

Übende hier etwas »tun«. Er ist aktiv in der Phase des Anspannens und passiv bei der darauf automatisch ablaufenden Muskelentspannung.

**Profi-Tipp**

Führen Sie diese Übung nicht bei Schmerzen durch, dehnen Sie in diesem Fall lieber nur vorsichtig Arme und Hände. Klären Sie Beschwerden mit Ihrem Arzt ab.

**Ein paar generelle Tipps**

- Üben Sie zwei Mal am Tag.
- Übertreiben Sie die Anspannung nicht.
- Spannen Sie jeweils nur eine Muskelpartie an.
- Achten Sie beim Üben auf das richtige Verhältnis von Anspannung und Entspannung: Für die Entspannungsphase sollten Sie sich mindestens zwei bis drei Mal so viel Zeit nehmen wie für die Anspannungsphase.
- Atmen Sie bei der Anspannung ruhig weiter.
- Lassen Sie schmerzende Körperpartien bei den Übungen aus.
- Sie können die Jacobson-Methode praktisch für jeden Muskelbereich anwenden, auch als Komplettprogramm für den ganzen Körper. Am besten konsultieren Sie dazu Fachliteratur oder einen Trainer. Es gibt auch CDs und Musikkassetten, die Sie durch die Übungen begleiten.

### Übung 33: Progressive Entspannung für Hände und Arme

1. Nehmen Sie eine bequeme Liegeposition in der Rückenlage ein. Achten Sie darauf, dass Sie nicht zu weich liegen – das führt zu Muskelverspannungen –, aber auch nicht zu hart, denn dies verursacht Unbehagen. Korrigieren Sie Ihre Liegeposition so lange, bis Ihr Körper sich völlig vom Widerstand der Schwerkraft befreit fühlt und keine Haltearbeit mehr zu verrichten braucht.
2. Dann schließen Sie langsam Ihre Augen und halten sie während der ganzen Übung geschlossen. Durch das Schließen der Augen (nicht zukneifen!) ziehen Sie die Aufmerksamkeit von der Außenwelt ab und wenden sich ganz gelöst den Vorgängen im Innern zu.

3. Beobachten Sie nun einfach 2 bis 3 Minuten Ihren Atem, wie er durch die Nasenlöcher einströmt und durch Kehle, Luftröhre bis tief in den Bauchraum sinkt. Spüren Sie das Heben und Senken der Bauchdecke im Rhythmus des Aus- und Einatmens und spüren Sie, wie Sie von diesem Rhythmus geatmet werden. Sie brauchen gar nichts dazu zu tun. Es atmet Sie ganz von alleine.
4. Um diese Entspannung noch weiter zu vertiefen und ein Gefühl für die An- und Entspannung der Muskulatur in Händen und Armen zu bekommen, richten Sie Ihre Aufmerksamkeit jetzt auf Ihre dominante Hand. Ballen Sie diese Hand zur Faust, als ob Sie eine Walnuss knacken wollten. Achten Sie dabei auf die Spannung in Ihrer dominanten Hand, im Unterarm und halten Sie sie ... spannen – spannen – spannen (etwa 5 bis 6 Sekunden).
5. Und jetzt ... entspannen! Spüren Sie, wie Finger, Hand und Unterarm locker werden und das Blut wieder ungehindert einströmen kann. Registrieren Sie dieses Entspannungsgefühl und spüren Sie deutlich den Spannungsunterschied zu vorher.
6. Und nun noch einmal: Ballen Sie die dominante Hand zu einer Faust. Halten Sie sie gespannt und beobachten Sie diese Spannung ... spannen – spannen – spannen ...
7. Und jetzt ... loslassen! Spüren Sie, wie die Spannung vergeht, und genießen Sie das Entspannungsgefühl, das sich nun in Fingern, Hand und Unterarm ausbreitet.
8. Wiederholen Sie die Schritte 4 bis 7 für Ihre andere Hand. Ballen Sie nun diese Hand zu einer Faust, während der übrige Körper entspannt bleibt. Verstärken Sie die Spannung. Halten Sie die Spannung. Spannen – spannen – spannen – und jetzt ... loslassen! Sie spüren deutlich, wie die Finger wieder locker werden und die Anspannung abfließt. Nehmen Sie den Spannungsunterschied wahr.
   - Auch das Anspannen dieser Hand wiederholen Sie noch einmal und spüren den Spannungsdruck in Fingern, Handinnenfläche bis zum Unterarm. Halten Sie diese Spannung und beobachten Sie sie. Spannen – spannen – spannen – und jetzt ... loslassen!
9. Ballen Sie nun beide Hände zu Fäusten, während die Unterarme auf der Unterlage liegen bleiben. Verstärken Sie die Anspannung, aber verkrampfen Sie sich nicht. Spannen – spannen – spannen – und jetzt ... loslassen! Die Finger öffnen sich wieder langsam, und Sie fühlen die nachlassende Spannung in beiden Händen und Unterarmen. Registrie-

ren Sie die absinkende Spannung und das sich anschließende Entspannungsgefühl. Genießen Sie es.

10. Bleiben Sie nun noch eine Weile in diesem angenehmen Entspannungszustand liegen. Genießen Sie einfach das Liegen, das einfache Daliegen, das Nichtstun. Sie brauchen gar nichts dazu zu tun. Einfach nur liegen ...
11. Beenden Sie nun diese Übung, indem Sie innerlich rückwärts von 5 bis 0 zählen und dabei leicht Ihre Finger und Zehen zu bewegen beginnen. Bei 0 angekommen, fangen Sie an, Ihre Arme und Beine kräftig zu bewegen und zu strecken. Atmen sie dabei tief ein und aus. Recken und strecken Sie sich wie eine Katze. Räkeln Sie sich, gähnen Sie, seufzen Sie und öffnen Sie langsam wieder Ihre Augen. Sie sind jetzt wieder hellwach und gut entspannt.
12. Bleiben Sie noch eine Weile liegen und lassen Sie die Übung nachwirken (nicht sofort aufspringen, analysieren oder denken!) und stehen Sie dann über die Seite wieder auf.
13. Alternativ können Sie diese Übung auch im Sitzen mit entspannt hängenden beziehungsweise auf den Bürotisch gelegten Armen machen.

**Übung 17: Luftkneter** (siehe Seite 36)

**Übung 16: Unterarmmuskeln dehnen** (siehe Seite 35)

## Vorsorge für die Beine

### Dem Ziel entgegenschreiten

Es stimmt schon: Beine und Füße sind im Büro nicht gerade die wichtigsten Körperteile. Mal abgesehen davon, dass sie einen zur Kantine und zur Kaffeemaschine tragen. Aber wie sieht es eigentlich aus, wenn Sie im Flieger sitzen? Oder den ganzen Tag wie festgeklebt am Bürostuhl (was Sie ja eigentlich nicht sollten ...)? Schwellen Ihnen da nicht auch Beine und Füße an? Von der Belastung während langer Messetage wollen wir gar nicht erst reden. Viel besser überstehen die Beine solche ungewohnten Herausforderungen, wenn Muskeln und Sehnen und damit auch die Durchblutung anständig in Form sind. Für ein vorsorgendes Beintraining eignen sich beispielsweise regelmäßige stramme Spaziergänge – oder ein paar Mini-Workouts.

## Mini-Workouts als Vorsorge für die Beine

### Übung 32: Aktiver Weg zum (und vom) Job (siehe Seite 73)

### Übung 34: Kniebeugen im Türrahmen

Damit Sie auch morgen noch vor Freude Luftsprünge machen können, sollten Sie heute anfangen, Ihre Oberschenkelmuskulatur zu trainieren – und die Gesäßmuskulatur gleich mit.

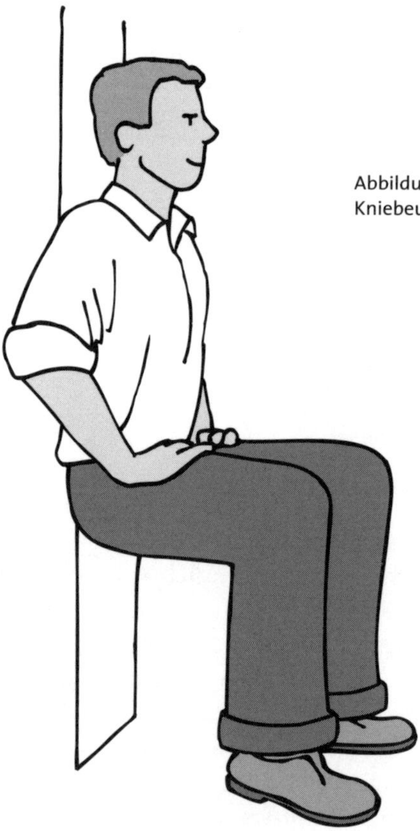

Abbildung
Kniebeugen im Türrahmen

1. Lehnen Sie den Oberkörper gegen einen Türrahmen oder eine andere senkrechte, glatte und stabile Fläche.
2. Stellen Sie die Beine in ca. 40 Zentimeter Abstand (etwa die Länge Ihres Oberschenkels) vom Türrahmen auf.
3. Ihr Fußabstand ist etwa schulterbreit.
4. Nun gleiten Sie langsam mit angelehntem Oberkörper herunter, bis die Kniegelenke auf ca. 90 Grad gebeugt sind.
5. Danach drücken Sie sich langsam wieder in die Anfangsposition hoch.
6. Atmen Sie beim Senken tief ein und beim Hochdrücken aus. Arbeiten Sie sehr langsam. Die Knie dürfen dabei nie über die Fußmitte nach vorne hinausragen.
7. Wiederholen Sie diese Übung 12 bis 15 Mal.

**Übung 19: Oberschenkelrückseite (siehe Seite 38)**

**Übung 18: Wadendehnung (siehe Seite 37)**

**Übung 21: Auf den Zehen abrollen (siehe Seite 42)**

**Übung 3: Beine hochlegen (siehe Seite 26)**

## Und was noch?

### Vorsorge für Morgenmuffel

Sie beschimpfen Ihren so regelmäßig wie roh klingelnden Wecker und schlurfen danach miesepetrig ins Bad? Dann gehören Sie zu der bedauernswerten Spezies der Morgenmuffel. Wenn das Aufstehen für Sie bereits Stress bedeutet, starten Sie den Tag am besten mit einem kleinen Aufwachprogramm. Schließlich haben auch Sie ein Anrecht auf Lebensfreude in den frühen Morgenstunden.

Probieren Sie es doch mal so: Noch in den warmen Federn recken und strecken Sie sich genussvoll in alle Richtungen. Nach dem Aufstehen folgt eine erfrischende Wechseldusche, das hilft selbst dem müdesten Kreislauf auf die Sprünge. Und schließlich sind Sie bereit für Ihr erstes kleines Mini-Workout.

**Übung 27: Lasso (siehe Seite 44)**

Zur Lockerung verspannter Schultern. Ganz einfach auszuführen: Ein Handtuch in möglichst weiten Bogen schwingen.

Danach sollten Sie statt schwarzem Kaffee mit nichts ausnahmsweise mal ein richtiges Frühstück probieren. Nehmen Sie sich dafür ruhig ein wenig Zeit und eine Zeitung – bei so viel Gelassenheit sammeln Sie ordentlich Kraft für alle Herausforderungen des Tages. Besser noch geht das mit einem anschließenden Spaziergang an der frischen Luft.

**Übung 32: Aktiver Weg zum (und vom) Job (siehe Seite 73)**

### Vorsorge für Vielreisende

Leute, die viel auf Reisen sind, haben es wirklich nicht leicht. Da kommt einfach jede regelmäßige Aktivität völlig aus dem Rhythmus und irgendwann zu kurz, natürlich auch die persönliche Fitness. Trotzdem gibt es selbst auf Geschäftsreisen ein paar ganz gute Möglichkeiten, etwas für sich zu tun.

- Gerade am Flughafen kann man für Bewegung sorgen: Verbringen Sie nicht die ganze Wartezeit in der komfortablen Lounge, sondern schlendern Sie gemütlich durch die Ladengalerien.
- Der Zug bietet verglichen mit vielen anderen Verkehrsmitteln den meisten Platz für Bewegung. Gehen Sie auf und ab, suchen Sie zum Beispiel eine weit entfernte Toilette auf.
- Wer viel in Hotels übernachtet, sollte stets Badekleidung und Sportschuhe dabeihaben: Viele Business-Hotels verfügen über Swimmingpools und Fitness-Center mit großzügigen Öffnungszeiten. Außerdem gibt es praktisch in jeder Stadt Parks und Grünanlagen, in denen man spazieren gehen, walken oder joggen kann.
- Ein optimales Fitnessgerät für unterwegs ist das Springseil: Es passt in jedes Gepäck und wiegt kaum etwas. Zum Seilspringen brauchen Sie keine weiteren Utensilien, nur ein wenig Platz – das Hotelzimmer genügt.
- Wenn Sie viele Langstreckenflüge oder lange Zugfahrten absolvieren und dabei ganz gerne schlummern, schaffen Sie sich am besten ein Nackenkissen an. Es schont die Hals- und Nackenmuskeln beim Schlafen und

verhindert Verspannungen. Aufblasbare Modelle passen in jeden noch so kleinen Aktenkoffer.

Übung 4: Schreibtisch-Raupe (siehe Seite 27)

Übung 30: Seitenstrecken (siehe Seite 71)

### Vorsorge für Flugreisende

Selbst kurze Inlandsflüge sind für den Körper durch die Sitz- und Umweltbedingungen schon ganz schön anstrengend. Was aber, wenn man regelmäßig zu Meetings nach New York muss? Gerade während langer Flüge gibt es eine Reihe von Einflussmöglichkeiten für Sie, damit Sie gesund, wohlbehalten und einigermaßen fit eintreffen.

- Tragen Sie auf einem Langstreckenflug weite und bequeme Sachen. Wenn Sie auf Ihrem Platz sitzen, können Sie zusätzlich den Gürtel lockern oder den Hosenknopf öffnen, so dass sich das Blut nicht in der Taille staut. Ziehen Sie auch die Schuhe aus – Füße schwellen über den Wolken aufgrund des geringeren Luftdrucks und der mangelnden Bewegung ordentlich an. Enge Kniestrümpfe sollten Sie nach unten rollen oder besser gar nicht erst anziehen.
- Setzen Sie sich bequem auf Ihren Sessel. Und achten Sie darauf, dass Sie nach Möglichkeit nicht die Beine überkreuzen – auch wenn die beengten Sitzverhältnisse diese Haltung nahe legen. Sonst werden Ihre Venen zusammengepresst und das Blut staut sich in den Waden. Winkeln Sie Ihre Beine auch nicht zu lange an, sondern strecken Sie sie besser so weit wie möglich unter dem Sitz Ihres Vordermannes aus.
- Wer lange fliegt, muss natürlich auch etwas essen und trinken. Die Verpflegung in den Flugzeugen ist heutzutage meist besser als ihr Ruf. Wenn Sie die Wahl zwischen zwei oder mehr Mahlzeiten haben, sollten Sie auf jeden Fall leichtere Kost bevorzugen. Noch wichtiger als das Essen an Bord ist das Trinken. Durch die geringe Luftfeuchtigkeit im Flugzeug besteht leicht die Gefahr, dass Ihr Körper dehydriert. Symptome sind brennende Augen sowie trockene Haut und Lippen. Die Gefahr von Blutgerinnseln (Thrombose) erhöht sich. Bereits auf einem sechsstündigen Flug von Frankfurt nach New York verliert der Körper

rund einen Liter Flüssigkeit. Achten Sie daher im Flugzeug besonders aufmerksam darauf, dass Sie stets genug trinken, mindestens einen Viertelliter pro Stunde. Sie reiben sich schon die Hände vor Vorfreude auf diverse Bierchen und Sektchen? Klar, Alkohol wirkt prima gegen Flugangst und ist gelegentlich ja sogar kostenlos. Lassen Sie trotzdem die Finger davon: Er entzieht dem Körper zusätzlich Flüssigkeit und verlangsamt die Fließgeschwindigkeit des Blutes. Auch Koffein wirkt entwässernd. Also gilt im Himmel dasselbe wie auf Erden: Trinken Sie am besten Wasser und Saftschorle. Ihr Blut wird durch das viele Trinken dünnflüssiger, so dass es leichter durch den Körper gepumpt werden kann. Die Gefahr einer Thrombose sinkt.

- Um die Austrocknung der Augen zu verhindern, sollten Sie nach Möglichkeit im Flugzeug lieber Brille statt Kontaktlinsen tragen, vor allem wenn Sie empfindliche Augen haben.
- Ihre Haut wird sich über ein, zwei Extraportionen mit Feuchtigkeitscreme freuen.
- Vermeiden Sie es, den ganzen Flug über wie festgeklebt auf Ihrem Sitzplatz zu verbringen, auch wenn Ihnen dies vielleicht sicherer vorkommt, als über den Wolken herumzuspazieren und womöglich von einer kleinen Turbulenz aus dem Gleichgewicht gebracht zu werden. Aus gesundheitlichen Gründen sollten Sie sich etwa alle 30 bis 40 Minuten etwas Bewegung verschaffen, aufstehen oder eine der folgenden Übungen durchführen: Aufstehen, Schulterkreisen, Arme und Beine strecken, auf Zehenspitzen stehen oder Kniebeuge. Wenn Sie Ihre Sitznachbarn nicht so oft stören wollen, buchen Sie einfach einen Platz am Gang.
- Bei längeren Flügen schützt Fußgymnastik vor Thrombose in den Beinen. Einige Fluggesellschaften zeigen dazu Videos mit Anleitungen. Die einfachsten Übungen sind:
  - Fußkreisen und -winken
  - Bei flach aufgestellten Füßen abwechselnd rechts und links auf den Fußballen gehen
  - Rhythmisches Anspannen der gesamten Beinmuskeln bei flach aufgestellten Füßen

**Übung 21: Auf den Zehen abrollen** (siehe Seite 42)

**Übung 22: Laufen auf der Stelle** (siehe Seite 42)

**Übung 15: Held der Arbeit** (siehe Seite 34)

# Kapitel IV

# Fit fürs Leben: Was man dafür braucht

## Muffel – lebe wohl!

Hoch die Tassen, das muss gefeiert werden: Wer sich tapfer vom Soforthilfeprogramm über die Vorsorge-Tipps und Mini-Workouts bis hierhin vorgekämpft hat, dem hängen wir jetzt erst einmal gedanklich eine Medaille um den Hals: Rauf aufs Siegertreppchen, Held oder Heldin! Wir sind stolz auf Sie! Doch, ehrlich!

Denn Sie haben erfolgreich Ihre Trägheit bekämpft, und das will für echte Sportmuffel wirklich was heißen. Aber weil bei jedem Siegertreppchen der oberste Platz der schönste ist, stellen wir jetzt den Champagner beiseite, holen tief Luft für unseren Endspurt und kommen zur dritten und letzten Stufe des Wegs vom schmerzgeplagten Bewegungsvermeider zum fitten Sichwohlfühler: Jetzt geht es um Ihre dauerhafte Fitness. Und damit sind wir auch schon bei der grundlegenden Änderung Ihrer Bewegungsphilosophie angelangt. Bitte nicht erschrecken und schon gar nicht weglaufen.

Wäre es nicht doch eine klitzekleine Überlegung wert, dass Sie vielleicht, nur ganz vielleicht, doch irgendwann vom Sportmuffel zur Sportskanone mutieren würden? Zumindest ein wenig? Mit Hilfe dieses Kapitels? Was nutzen Ihnen schließlich kurzfristige Ergebnisse, wenn Sie sich mehr oder weniger stets aufs Neue mit hängenden Schultern, dickem Bäuchlein und schmerzendem Rücken durch Leben und Karriere schleppen müssen?

Wenn Sie sich hingegen eine Routine für mehr Bewegung, für weniger Stress und für bessere Ernährung angewöhnen, wäre alles bald viel einfacher. Und Ihr innerer Schweinehund endlich arbeitslos: Wer Routine hat, verjagt damit den unliebsamen Weggefährten und braucht ihn nicht mehr ständig zu bezwingen. Da gibt's kein Hadern und kein Zetern bei allen möglichen Gelegenheiten. Schluss mit dem ultimativen Entscheidungsnotstand plus anschließender Selbstbeschimpfung wie: Soll ich die Treppen nehmen oder den Fahrstuhl, sind zwei Stück Zitronentorte nicht schneller hinuntergeschlungen als die Minestrone aus knackfrischem Gemüse und geht's nicht vielleicht doch ohne Mini-Workouts?

Dieses Kapitel hilft Ihnen, Routine zu bekommen. Und aus Routine erwächst irgendwann das Selbstverständliche. Und dann werden Sie eines nicht allzu fernen Tages zurückschauen auf die scheußlichen Zeiten, als Sie Ihren Büroalltag mit Rückenverspannungen und Stresskopfschmerz, Völlegefühl und Konzentrationsmangel gerade mal so überstanden haben. Und lauthals die Vergangenheit anlachen: Ha, ich hab's geschafft! Jetzt bin ich fit und bleibe fit, und ich fühle mich obendrein sauwohl! Nur ganz nebenbei: Ausgeglichene

Mitarbeiter mit viel Energie und wenig Speck werden besser bezahlt, haben die spannenderen Jobs und klettern erwiesenermaßen die Karriereleiter deutlich schneller hoch. Na, wenn das keine Motivation ist!

## Anti-Stress-Programm

Und weil mit ein wenig Gelassenheit alles andere gleich viel leichter wird, fangen wir doch einfach mit dem Anti-Stress-Programm an. Sie haben ja bereits im Vorsorge-Kapitel einiges über Stress und den Umgang damit erfahren. Jetzt gehen wir noch etwas mehr in die Tiefe, denn grundsätzliche Änderungen im Leben fallen viel leichter, wenn man weiß, warum sie sinnvoll sind. Und wenn Sie die folgenden Anregungen dauerhaft in Ihr Leben integrieren, werden Sie viel weniger Stress haben – zumindest weniger negativen.

### Anspannung führt zu körperlichen Problemen

Fällt es Ihnen schwer abzuschalten? Sie haben das Gefühl, dass Sie Ihr Arbeitspensum nicht schaffen. Sie reden im Privatleben fast nur noch über Ihren Job, alles andere erscheint Ihnen dagegen ziemlich unwichtig. Sie liegen nachts wach und gehen immer und immer wieder die Knackpunkte Ihres aktuellen Projektes durch. Herrje, habe ich an dies oder das gedacht? Wie soll ich nur jenes Problem in den Griff kriegen? Und wann kriege ich endlich die wichtigen Daten von XY rübergefaxt? Und dann machen Sie sich Sorgen, nerven Partner und Freunde und knirschen nachts mit den Zähnen, statt süß zu träumen.

Kein Wunder, dass Sie sich nach einer solchen Nacht total erschöpft fühlen. Tatsächlich leidet rund die Hälfte der Bevölkerung an Stress und Kopfschmerzen, und viele Menschen plagen Schlafstörungen und Müdigkeit. Wer sich auf Dauer so viel Anspannung abverlangt, pokert hoch: Oft ist dann der Weg bis zu einer ernsten Krankheit nicht mehr allzu weit.

### Stress hat viele Gründe

Die Auslöser für Stress haben ganz unterschiedliche Gesichter. Stress wird zum Beispiel verursacht durch

- ein zu hohes Arbeitspensum,
- Zeitdruck,
- Überforderung,
- Präsentationsangst,
- Ärger mit Partner oder Kollegen oder
- mangelnde Unterstützung.

Aber auch durch erheblich Unpersönlicheres wie

- Lärm,
- Stau oder hektischen Verkehr,
- Menschenmassen, Anrempler,
- unhöfliche Verkäufer,
- Warteschlangen,
- fiepende Handys allerorten oder
- Schadstoffemissionen.

Und weil wir trotz unserer Zivilisation ja irgendwie doch alle noch Neandertaler sind, lösen diese Reize archaische Reaktionsmuster im Körper aus. Der erkennt die Stresssituation als mehr oder weniger lebensbedrohend und bereitet sich auf zwei altbewährte Reaktionen vor: Angriff oder Flucht. Diese Alternativen standen unseren Vorfahren als adäquate Antwort zur Verfügung. Damals wie heute schüttet der Körper Stresshormone wie Adrenalin aus, damit er besonders reaktionsfähig wird. Sie beschleunigen unter anderem die Atmung, erhöhen sprungartig den Blutzuckerspiegel, verursachen starkes Schwitzen, erweitern die Pupillen und verursachen eine Verlangsamung der Verdauung – beziehungsweise genau das Gegenteil.

### Guter Stress, schlechter Stress

Kommt es wiederholt zu einer ungesunden Stressreaktion über das normale Maß hinaus, spricht man von Distress. Ein gesundes Maß an Stress ist hingegen sogar lebensnotwendig und wird als Eustress bezeichnet.

Viele Menschen brauchen die Aufregung und auch die Möglichkeit, sich pausenlos und engagiert für eine Sache oder ein berufliches Projekt einzusetzen. Sie sind heiß auf die Glückshormone, die der Körper dabei freisetzt. Es ist wie ein Rausch. Man fühlt, dass man die Dinge in Bewegung bringt und dass das, was man tut, voller Bedeutung ist. Um etwas Außergewöhnliches zu erreichen, ist diese Vorgehensweise auch nötig.

Doch hat sie auch Schattenseiten. Erhält so viel Engagement kein körperliches Ventil, sondern wird es nur mental genutzt, kommt es in Ihrem Körper zu einem Energiestau. Schließlich sind die ausgeschütteten Hormone für Flucht und Angriff konzipiert, also zwei Zustände, in denen körperliche Kraft und Schnelligkeit gefragt sind. Und wenn Sie nicht gerade zufällig als Stuntman arbeiten, will in Ihrem Job normalerweise keiner etwas davon wissen. Gerade Büromenschen haben zwar ein Menge Stress, sitzen aber den lieben langen Tag am Schreibtisch – von Bewegung gibt es da weit und breit keine Spur.

Die meisten Menschen haben Mühe, diese frei gewordenen Energien zu kanalisieren. Zigaretten, Kaffee und Alkohol sind die gängigsten Methoden, Einfluss auf unseren Leistungs- und Stresslevel zu nehmen. Das hilft zwar kurzfristig, auf Dauer aber ist es eine ebenso unnatürliche wie ungesunde Falle.

## Typische Entspannungsfallen

### Nikotin als Konzentrationshilfe?

»Ich kann mich nach einer Zigarette einfach besser konzentrieren!« Stimmt, aber lediglich für kurze Zeit und auch nur, weil Sie damit etwas gegen Ihre Nikotin-Entzugserscheinungen tun. Zum Hintergrund: Der Körper eines Nichtrauchers stellt sein eigenes Nikotin in ausreichendem Maß selbst her. Schon durch den Genuss von nur einer Zigarette wird diese kontinuierliche Eigenproduktion für etwa vier Tage von Ihrem Körper komplett eingestellt. Die Folge: Sie bekommen Entzugserscheinungen, die so stark werden, dass es mit der Konzentration überhaupt nicht mehr klappt. Nur die nächste Zigarette verschafft Ihnen dann kurzfristig Erleichterung. Dadurch entsteht der falsche Eindruck, dass Sie sich tatsächlich wieder besser konzentrieren können.

### Mit Kaffee zu mehr Leistungsfähigkeit?

Kaffee soll uns wach machen oder wach halten sowie den Kreislauf anregen. Allerdings hat Koffein zwar eine starke, dafür aber flüchtige Wirkung: Es bringt meistens nur einen kurzfristigen Leistungsschub. Danach sackt wieder alles in sich zusammen – oft sind wir sogar noch müder als vorher. Dann trinken wir schnell noch eine Tasse und noch eine Tasse und noch eine Tasse – und schon haben einige den gefürchteten Kaffeeflash und fühlen sich, freundlich ausgedrückt, bescheiden. Und weil wir meistens auch kein Wasser zum Kaffee trinken, ergeht es unserem Körper übel: Kaffee ist zwar eine Flüssigkeit, entzieht dem Körper aber paradoxerweise Wasser.

Falls Sie von Kaffee auf grünen oder Matetee umsteigen, haben Sie eine Menge Vorteile: Ihr Leistungsniveau steigt in einem viel gesünderen Tempo an und bleibt länger erhalten. Außerdem greift Tee auch nicht so den Magen an.

### Alkohol zum Entspannen?

Alkohol ist gesellschaftlich nicht nur anerkannt, sondern fast schon Pflicht: Man nutzt ihn hochoffiziell, um sich zu entspannen, soziale Kontakte zu pflegen und alle möglichen Anlässe gebührend zu begießen. Wer keinen Alkohol trinkt, wird in unserer Gesellschaft schief angeschaut. Auch im Job gehört Alkohol bei vielen Gelegenheiten zum guten Ton, beispielsweise bei Geschäftsessen, Vertragsabschlüssen und Kollegengeburtstagen.

Keine Sorge, wir wollen Sie nicht zum Abstinenzler machen. Ein bisschen Alkohol gilt sogar als gesundheitsfördernd. Aber wir reden hier von kleinen, wohl dosierten Portionen. Alkohol erweitert die Adern und Gefäße, fördert die Durchblutung und hilft, die Stresshormone wieder abzubauen. Hierin besteht aber leider auch das hohe Potenzial für geistige und körperliche Abhängigkeit. Außerdem entzieht Alkohol – genau wie Kaffee – dem Körper Flüssigkeit und beschleunigt den Alterungsprozess. Er lässt den Blutzucker erst rasant ansteigen und dann in den Keller purzeln. Das führt des Öfteren zu regelrechten Heißhungerattacken. Wollen Sie noch ein Argument gegen übermäßigen Trinkgenuss? Der Alkoholzucker wird vom Körper direkt in Fettpölsterchen umgewandelt, die sich wenig kleidsam um Bauch und Hüften legen. Und was meinen Sie, wie Sie das erst in der Badesaison stresst ...

## Wege zu mehr Gelassenheit

Unser Körper, unser Geist und unsere Seele mögen keinen Stillstand. Aber um sich weiterzuentwickeln und gute Leistung zu bringen, benötigen sie trotzdem regelmäßige Ruhepausen. Wie können Sie also lernen, eine ganz individuelle Harmonie zwischen Anspannung und Entspannung zu finden? Welche Methoden gibt es und welche sind die richtigen für Sie?

Dazu zählt auf jeden Fall ein regelmäßiges, moderates Ausdauertraining. Das baut Ihre Stresshormone ab und verbessert grundlegend Ihre Durchblutung sowie Ihre Fähigkeit zu entspannen. Mehr dazu finden Sie im Abschnitt

»Ihr persönliches Fitness-Projekt« (siehe Seite 115). Im Folgenden aber möchten wir zunächst zeigen, dass jeder die Möglichkeit hat, sofort und mit langfristiger Wirkung etwas für seine Entspannung zu tun – ganz gleich, wie voll Ihr Terminkalender auch immer sein mag.

### In der Ruhe liegt die Kraft

Kennen Sie das auch? Da beschäftigen Sie sich lange und intensiv mit einem Problem und ringen sich dann unter Höchstanstrengung ein paar laue, nicht gerade umwerfende Lösungsvorschläge ab. Der geniale Einfall lässt hartnäckig auf sich warten. Wenn überhaupt, kommt er erst dann, wenn Sie gar nicht mehr damit rechnen – und zwar meistens während einer Arbeitspause.

Warum man unter der Dusche, beim Spaziergang oder beim In-die-Sonne-Blinzeln auf die besten Ideen kommt, hat einen ganz banalen Grund: Das Hirn hat offiziell Urlaub, erholt sich und ist frei von jedem blockierenden Leistungszwang. Wer sich Zeit für Entspannung und Regeneration gönnt, bleibt also auf Dauer nicht nur frisch und fit, sondern auch kreativ. Folglich hat es durchaus Sinn, sich Erholungszeiten bewusst und konsequent einzuräumen.

Für viele ist das keine leichte Aufgabe, weil doch immer alles andere so viel wichtiger und dringender ist. Entspannung steht am Ende der Hierarchienkette. Langfristig ist ihre Vernachlässigung aber ein ausgesprochen fragwürdiges Konzept, das sich erfahrungsgemäß rächt. Wer es dagegen schafft, die Ruhe als festen Bestandteil in sein Leben zu integrieren, wird freier und unabhängiger von Sachzwängen und profitiert davon auch im Job. Halten Sie mal inne. Es lohnt sich!

### Ihr Büro ist ein Ort der Entspannung

Ein guter Anfang für mehr Gelassenheit und Wohlbefinden in Ihrem Job ist die Anti-Stress-Optimierung Ihres Arbeitsumfelds. Wie Ihr Bildschirmarbeitsplatz beschaffen sein sollte, haben Sie ja bereits im Abschnitt zum Thema Haltung erfahren. Jetzt geht es um das Drumherum. Jeder fünfte Büromensch leidet unter seiner Arbeitsumgebung mit Symptomen wie chronischer Müdigkeit, Kopfschmerzen, Atembeschwerden oder Augenreizungen. Und wie gesund ist Ihr Arbeitsplatz? Schauen Sie sich ruhig mal um und entlarven Sie die Krankmacher in Ihrem Büro.

Neben dem gesunden Sitzen und der optimalen Position des Bildschirms gibt es weitere sieben Faktoren, die Sie beachten sollten:

- Raumklima
- Licht
- Drucker und Kopierer
- Bildschirmeinstellungen
- Kabel
- Arbeitsplatte
- Pflanzen
- Lärmquellen

**1. Raumklima**

Die optimale Temperatur an Ihrem Arbeitsplatz bewegt sich zwischen 19 und 23 Grad Celsius. Alles andere bedeutet auf Dauer eine körperliche Beeinträchtigung. Lassen sich die Fenster öffnen? Gibt es eine Heizung mit individuell bedienbarem Thermostat? Dann schalten Sie die Klimaanlage ab und sorgen Sie selbst für die ideale Arbeitstemperatur. Lüften Sie mehrmals am Tag kurz, aber intensiv (Fenster komplett öffnen). Rauchen Sie möglichst nicht in Ihrem Raum. Und achten Sie darauf, dass Büroeinrichtungen wie Teppichboden, Stühle, Schrankwände, Tischplatten keine Schadstoffe enthalten. Formaldehyd oder Lösungsmittel dünsten über viele Monate in den Raum aus. Besteht Verdacht auf Schadstoffemission, wechseln Sie den Raum beziehungsweise entfernen Sie die verdächtigen Möbelstücke. Ist das nicht möglich: besonders häufig lüften.

**2. Licht**

Nichts geht über reines Tageslicht und für den Abend eine Schreibtischlampe, die Ihre Arbeitsfläche direkt erhellt, ohne zu blenden oder auf dem Bildschirm zu reflektieren, sowie eine angenehme Beleuchtung des restlichen Raums. Besonders gut sind so genannte Tageslichtlampen. Eine indifferente »Neondusche« ist hingegen eine Belastung für Ihren Körper. Wenn Sie unter solchen Bedingungen arbeiten müssen, sollten Sie alle Pausen in Räumen mit natürlichem Licht verbringen.

**3. Drucker und Kopierer**

Laserdrucker und Kopierer sind zwar leise, stoßen aber oft stechend-süßlich riechendes Ozon aus, das Kopfschmerzen verursachen kann. Postieren Sie

Ihren Laserdrucker am besten in einem separaten »unbemannten« Raum oder zumindest in der Nähe eines Fensters, das sich öffnen lässt. Wenn Ihr Drucker in Ihrem Raum steht, sollten Sie nach einer längeren Druckphase extra lüften. Ein Tintenstrahldrucker ist zwar emissionsfrei, kann einem dafür aber mit seinem zirpenden und klappernden Arbeitsgeräusch auf die Nerven fallen. Noch extremer ist die Lärmbelastung bei Nadeldruckern. Generell kann man also sagen: Je weiter weg, umso besser. Außerdem hat der kleine Gang zum Drucker noch einen positiven Nebeneffekt: Ihr Körper bewegt sich mal wieder, es ist ein kleines Fitnesstraining.

**4. Bildschirmeinstellungen**

Haben Sie den Eindruck, Ihr Bildschirmbild flimmert? Ob das wirklich so ist, können Sie schnell selbst herausfinden. Schauen Sie auf einen Punkt etwa 25 Zentimeter neben Ihrem Monitor. Nun sehen Sie den Bildschirm unscharf in Ihrem erweiterten Gesichtsfeld. Flimmert er, ist die Bildwiederholfrequenz Ihres Monitors zu niedrig. Ein Röhrenmonitor ist optimal eingestellt, wenn er einen Wert über 85 Hertz hat. Dieser Wert lässt sich bei Windows in der Systemsteuerung verändern. Ideal für den Büroeinsatz sind LCD-Monitore. Diese Flachbildschirme sind strahlungs- sowie flimmerarm und werden immer kostengünstiger.

**5. Kabel**

Kabelsalat hinter Ihrem Schreibtisch ist nicht nur unschön, sondern kann auch ungesunde elektromagnetische Felder aufbauen. Entwirren Sie (bei abgeschalteten Geräten) alle Kabel; fassen Sie sie mit Kabelbindern (aus dem Baumarkt) zu sinnvollen Strängen zusammen; wickeln Sie zu lange Kabel auf.

**6. Arbeitsplatte**

Auch die Farbe der Arbeitsplatte beziehungsweise Tischauflage ist wichtig. Glänzende weiße oder schwarze Untergründe sind anstrengend. Sie spiegeln zu viele Reflexe wider. Überhaupt ist Weiß viel zu grell, vor allem wenn die Sonne darauf fällt. Wenn Ihr Schreibtisch so aussieht, verschaffen Sie sich mit einer mattgrauen Unterlage Erleichterung. Auch beschreibbare Unterlagen sollten Sie meiden: Erstens sind sie meistens viel zu hell, und zweitens verführen sie zum Beschmieren – bald schon haben sie zwar ohne Ende Kritzelkunst geschaffen, dafür ist aber auch Ihre Sichtumgebung unruhig. Und das lenkt nicht nur ab, sondern strengt die Augen und den Kopf an.

### 7. Pflanzen

Grünpflanzen verbessern das Raumklima, indem sie die Luftfeuchtigkeit erhöhen und Sauerstoff produzieren. Manche Arten filtern auch Schadstoffe aus der Luft. Doch brauchen selbst genügsame Büropflanzen Pflege – neben regelmäßigem Gießen und Düngen vor allem das Abstauben der Blätter. Sonst bleibt der Luftreinigungseffekt Ihrer grünen Zimmergenossen aus. Holen Sie vorher beim Chef eine Genehmigung ein, Pflanzen sind nämlich Image- und Geschmackssache und nicht in jedem Unternehmen erlaubt.

### 8. Lärmquellen

Ein oft unterschätzter Stressfaktor im Büro ist Lärm. Als Lärm definiert man jedes Geräusch, das als störend empfunden wird. Und das ist individuell ganz unterschiedlich. Vor allem bei konzentrierter Arbeit zerren Geräusche schnell an den Nerven. Zu den häufigsten Lärmquellen zählen Computerlaufwerke und -lüftungen, Drucker, Faxgeräte, Telefone, Tastaturen sowie Klimaanlagen. Außerdem können laute Gespräche und Verkehrslärm das konzentrierte Arbeiten stören, psychisch belasten sowie Stress und Kopfschmerzen auslösen.

Schon bei der Anschaffung von Bürogeräten sollte deshalb auf Geräuscharmut geachtet werden, auch diesbezüglich gibt es Qualitätsunterschiede. Am besten bringt man Drucker, Faxgerät und Kopierer in einem separaten Raum unter (siehe oben). Schall isolierende Unterlagen oder Schallschutzhauben verringern zusätzlich ihren Geräuschpegel. Vorteilhaft ist auch ein ruhiger Raum, der eine Rückzugsmöglichkeit für besonders konzentriertes Arbeiten bietet, oft als »Think Tank« bezeichnet. Im Großraumbüro sollte sich jeder so leise wie möglich verhalten, beispielsweise nicht laut ins Telefon brüllen.

Die Bildschirmarbeitsverordnung (siehe Seite 53) fordert, dass der Hintergrundgeräuschpegel in kleinen Büros 35 dB (A) nicht überschreitet, in Großraumbüros 45 dB (A). Der Umgebungslärm sollte unter 55 dB (A) liegen und weder die Konzentration noch die Kommunikation stören. Zum Vergleich: Der Geräuschpegel eines normalen Gespräches liegt bei etwa 50 dB (A).

## Das Betriebsklima

Wer in einem guten Betriebsklima arbeitet, hat nicht viel zu leiden. Umgekehrt sind neben den körperlichen Belastungen insbesondere Ärger und Psychodruck am Arbeitsplatz häufig Ursache von Stresssymptomen wie Kopf- und Rückenschmerzen. Oft geht es dabei um Kontroversen mit Vorgesetzten oder

Kollegen aufgrund diffuser oder missverständlicher Vorgaben. Auch unterschiedliche Arbeitsstile können ein Grund sein, ebenso wie eine Organisation, die erhebliche Mängel aufweist. Gelegentlich sind Überforderung (seltener Unterforderung) und die Angst vor Arbeitsplatzverlust eine Ursache für Stress.

### Planung ist der halbe Job

Wer seine Arbeit ordnet, organisiert und plant, behält den Überblick und erlebt keine bösen Überraschungen. Wenn Sie wissen, was konkret auf Sie zukommt, und es Ihrer persönlichen Wichtigkeitshierarchie entsprechend bewertet haben, beruhigt das Ihren inneren »Stressometer« ungemein. Machen Sie sich eine Aufstellung, was Sie heute, bis Ende dieser Woche und bis in 14 Tagen erledigen wollen. Schreiben Sie alles auf, was Sie nicht vergessen dürfen, das entlastet den Kopf ungemein. Legen Sie anspruchsvolle Arbeiten nicht in die Mittagszeit, denn dann sind Sie wahrscheinlich gerade in einem Leistungstief.

Stress ist oft hausgemacht. Stellen Sie keine unerfüllbaren Ansprüche an sich selbst. Sprechen Sie Ihren Vorgesetzten diplomatisch, aber offen auf Dinge an, die Sie belasten. Versuchen Sie, gemeinsam eine Lösung zu finden. Aber die schwierigste und zugleich sinnvollste aller Übungen ist: Lernen Sie, auch einmal nein zu sagen.

### Gelegentlich abschalten

Pausen sind sehr wichtig. Und gerade wenn Ihre Arbeitsbelastung hoch ist, brauchen Sie sie umso regelmäßiger. Sie dienen der Erholung und Regeneration. Machen Sie die Pausen nicht an Ihrem Bürotisch, sondern stehen Sie einfach mal auf, öffnen Sie das Fenster und drehen Sie Ihrem Arbeitsplatz körperlich und mental den Rücken zu. Und: Bewegen Sie sich. Wie wäre es mit ein paar kleinen Mini-Workouts aus diesem Buch? Wenn Sie Mittagspause haben, tut ein Spaziergang an der frischen Luft besonders gut. Sie bekommen den Kopf frei, bauen Stress ab und können sich nachher viel besser konzentrieren. Wenn das kein Argument ist!

## Ernährung

Apropos Mittagspause: Da wird ja meistens gespeist. Und natürlich gibt es in punkto Ernährung sehr viel zu sagen, wenn man von Fitness spricht. In diesem Buch ist kein Platz für einen umfassenden Ernährungsratgeber, aber einige grundlegende Dinge wollen wir Ihnen doch vermitteln – immer im Hinblick auf deren Tauglichkeit im Arbeitsalltag, damit Sie auch wirklich etwas davon haben.

Ganz entscheidend beim Thema Business-Food ist die Frage, wie man sich trotz Hektik und Stress gesund ernähren kann. Denn in manchen Jobs ist die Ernährung nahezu unkalkulierbar. Zählt Ihrer auch dazu? An einem Tag haben Sie so viele Termine und Hektik, dass Ihnen höchstens Zeit für einen Imbiss bleibt. An einem anderen Tag findet abends ein großes Geschäftsessen statt. Ein mehrgängiges Menü oder ein opulentes Büfett verlockt Sie mit allerlei Köstlichkeiten zum ungebremsten Schlemmen.

Gehören Sie auch zu den Leuten, die morgens aus dem Haus gehen und keine Ahnung haben, wann sie wieder etwas zu essen bekommen? Oder essen Sie mangels Alternativen seit zehn Jahren in einer Betriebskantine fragwürdiger Qualität? Zugegeben: Nicht für alle Berufstätigen lässt sich ein optimales Ernährungskonzept verwirklichen. Doch es gibt immer Möglichkeiten, sich selbst unter schwierigen Umständen gesünder zu ernähren. Wie auch Ihnen das gelingt, erfahren Sie in diesem Abschnitt.

### Wundermittel Wasser – rechtzeitig und ausreichend trinken!

Bevor Sie etwas übers Essen erfahren, erst einmal ein paar Worte zum Trinken. Manche meinen ja, dass zwei Kannen Kaffee am Tag völlig ausreichend sind. Klar, ist auch so – allerdings nur, wenn man seinen Körper ruinieren will.

Anders gesagt: Die Wasserflasche ist der beste Freund aller fitten Menschen. Zu wenig Flüssigkeit bremst den Stoffwechsel, das Blut wird dick, der gesamte Körper arbeitet im roten Bereich. Dass Wasser das Gewebe aufschwemmt, ist Unsinn. Im Gegenteil: Wer viel trinkt, bringt den Stoffwechsel auf Touren und beugt Zellulite vor. Außerdem glättet Wasser die Haut und macht sie geschmeidig. Man sieht nicht nur gesünder und jünger aus – man ist es auch.

Wenn Sie mit dem Trinken warten, bis Sie Durst haben, ist es eigentlich schon zu spät: Dann fehlt Ihrem Körper bereits jede Menge Flüssigkeit. Ein besonders lästiger Nebeneffekt von Durst sind Heißhungerattacken. Der Körper weiß intuitiv, dass in Nahrung Flüssigkeit steckt, und will seinen Durst über das Essen stillen. Am besten, Sie trinken vorbeugend und regelmäßig Wasser – so entsteht erst gar kein Durstgefühl.

Zugegeben: Nicht jeder mag Wasser, obwohl es unbestritten die gesündeste Flüssigkeit für den Körper ist. Wenn Ihnen pures Wasser zu fade schmeckt, dann versuchen Sie es doch mal mit einer Saftschorle im Verhältnis 3 : 1 (Wasser : Saft).

Limonaden sollten hingegen tabu sein. Sie enthalten oft Unmengen von Zucker und liefern so ungewollte Kalorien. Ein Liter Cola enthält beispielsweise umgerechnet rund 35 Stück Würfelzucker. Damit süßen andere einen ganzen Monat lang ihren Morgentee. Auch Fruchtsäfte sollte man aufgrund ihres hohen Fruchtzuckergehalts mit Vorsicht, also besser nur verdünnt genießen – zumal etliche Hersteller auch noch Industriezucker beimischen.

Kaffee und schwarzer Tee entziehen dem Körper Flüssigkeit. Trinken Sie beides besser nur in Maßen (zwei bis drei Tassen pro Tag) und dazu entsprechend mehr Wasser. Die Italiener, in Sachen Ernährung nicht nur Feinschmecker, sondern obendrein auch noch ziemlich klug, liefern zu jedem Espresso gleich ein Glas Leitungswasser mit.

Rund zwei Liter Flüssigkeitsaufnahme pro Tag sind sozusagen Ihre edle Trinkpflicht, mehr ist besser. Wenn Sie damit Schwierigkeiten haben, gibt es gute Möglichkeiten, sich zu unterstützen. Stellen Sie beispielsweise ein kleines Glas (0,2 Liter) auf Ihren Tisch, das Sie jede Stunde einmal austrinken und wieder füllen. Oder alternativ zwei bis drei Wasserflaschen. Bis abends müssen die leer getrunken sein, und sei's zur Not in ein paar großen Portionen mit langen, kräftigen Zügen. Stilles Wasser oder Leitungswasser ist übrigens besser als kohlensäurehaltiges Mineralwasser, das Ihren Bauch unnötig aufbläht und so verhindert, dass Sie genug trinken.

### Vollwertig essen und trinken nach den 10 Regeln der DGE

Die Deutsche Gesellschaft für Ernährung (DGE) e.V. hat zur allgemeinen Orientierung Regeln zum Bewegungsverhalten und zur Esskultur aufgestellt, und zwar in ihrer Liste »Vollwertig essen und trinken nach den 10 Regeln der DGE«. Weil einige DGE-Regeln umstritten sind oder als veraltet gelten, haben wir die Empfehlungen ein wenig modifiziert. Insbesondere die empfohlenen Kohlehydratmengen sind im Zeitalter der Vielsitzer einfach zu üppig.

Eine der Kernwahrheiten und damit eine eigene Regel der DGE: Neben der vollwertigen Ernährung sind auch Bewegung und Sport von großer Bedeutung, um ernährungsbedingten Erkrankungen vorzubeugen. Aber auch kulturelle und soziale Aspekte des Essens sind von so großer Bedeutung für Wohlbefinden und Gesundheit und nicht zuletzt für die Ausprägung eines gesunden Essverhaltens, dass diesem Thema ebenfalls eine eigene Regel gewidmet wurde.

1. **Vielseitig essen**
   Genießen Sie die Lebensmittelvielfalt. Es gibt keine »gesunden«, »ungesunden« oder gar »verbotenen« Lebensmittel. Auf die Menge, Auswahl und Kombination kommt es an.

2. **Getreideprodukte**
   Brot, Nudeln, Reis, Getreideflocken, am besten aus Vollkorn, sowie Kartoffeln enthalten kaum Fett, aber reichlich Vitamine, Mineralstoffe, Spurenelemente sowie Ballaststoffe und sekundäre Pflanzenstoffe.

3. **Gemüse und Obst – fünf Mal am Tag**
   Genießen Sie möglichst fünf Portionen (etwa eine Hand voll) Gemüse und Obst am Tag, möglichst frisch, nur kurz gegart oder auch als Saft – idealerweise zu jeder Hauptmahlzeit und als Zwischenmahlzeiten: Damit werden Sie reichlich mit Vitaminen, Mineralstoffen sowie Ballaststoffen und sekundären Pflanzenstoffen versorgt. Vor allem, wenn es sich um Produkte mit unterschiedlichen Farben handelt. Wer an einem Tag Rotes, Gelbes und Grünes isst, tut das Beste für seine Gesundheit.

4. **Milch und Milchprodukte täglich, Fisch einmal pro Woche, Fleisch, Wurstwaren sowie Eier in Maßen**
   Diese Lebensmittel enthalten wertvolle Nährstoffe, wie zum Beispiel Jod, Selen und Omega-3-Fettsäuren in Seefisch. An Fleisch und Wurst reichen 300 bis 600 Gramm pro Woche völlig aus. Bevorzugen Sie fettarme Produkte.

5. **Wenig Fett und fettreiche Lebensmittel**
   Fettreiche Speisen schmecken besonders gut, weil Fett ein Geschmacksträger ist. Zu viel Nahrungsfett macht allerdings dick und fördert langfristig die Entstehung von Herz-Kreislauf-Krankheiten und Krebs.

Halten Sie darum das Nahrungsfett in Grenzen. Pro Tag liefern 70 bis 90 Gramm Fett möglichst pflanzlicher Herkunft eine ausreichende Menge an lebensnotwendigen (essenziellen) Fettsäuren. Das ist bei den meisten Deutschen ein gutes Drittel weniger als bisher. Ganz ohne Fett geht es also nicht: Es wird für die Aufspaltung fettlöslicher Vitamine benötigt. Achten Sie auf das unsichtbare Fett in manchen Fleischerzeugnissen (vor allem Wurst) und Süßwaren, in Milchprodukten und im Gebäck.

6. **Zucker und Salz in Maßen**
Genießen Sie Zucker und mit Zuckerzusatz hergestellte Lebensmittel beziehungsweise Getränke nur gelegentlich. Verwenden Sie auf jeden Fall jodiertes Speisesalz, aber sparsam. Würzen Sie lieber kreativ mit Kräutern und Gewürzen.

7. **Reichlich Flüssigkeit**
Wasser ist lebensnotwendig. Trinken Sie jeden Tag rund 1,5 Liter Flüssigkeit. Alkoholische Getränke sollen nur gelegentlich und dann in kleinen Mengen konsumiert werden (bei Männern zum Beispiel 0,5 Liter Bier oder 0,25 Liter Wein oder 0,06 Liter Branntwein pro Tag, bei Frauen die Hälfte davon. Dies entspricht etwa 20 Gramm bzw. 25 Milliliter reinem Alkohol).

8. **Schmackhaft und schonend zubereiten**
Garen Sie die jeweiligen Speisen bei möglichst niedrigen Temperaturen, möglichst kurz, mit wenig Wasser und wenig Fett – das erhält den natürlichen Geschmack, schont die Nährstoffe und verhindert die Bildung schädlicher Verbindungen.

9. **Nehmen Sie sich Zeit, genießen Sie Ihr Essen**
Wer bewusst isst, hat es viel leichter, das Richtige für seine Ernährung zu tun. Genießen Sie jeden Bissen und verwöhnen Sie sich mit einer schönen Optik auf dem Teller – entweder durch geschicktes Dekorieren oder besser noch durch Farbenvielfalt der Speisen. Dann haben Sie auch gleich Regel 3 erfüllt. Lassen Sie sich ruhig Zeit beim Essen, statt hastig alles hinunterzuschlingen. Auf diese Weise macht Essen Spaß, sorgt für vielseitige Ernährung und fördert das natürliche Sättigungsempfinden.

10. **Achten Sie auf Ihr Wohlfühlgewicht und bleiben Sie in Bewegung**
    Mit dem richtigen Gewicht fühlen Sie sich wohl. Und mit reichlich Bewegung bleiben Sie in Schwung und fühlen sich voller Energie. Tun Sie etwas für Ihre Fitness – Ihr Wohlbefinden und Ihre Figur werden es Ihnen danken.

## Fast Food – Fett-Food – Fit Food

### Fit Food und Vitalstoffe

Tun Sie sich also etwas Gutes und greifen Sie so oft wie möglich zu frischen Produkten. Vor allem Gemüse sollte eher knackig, also nicht zu lange gekocht sein. Gelegentlich schmeckt es sogar roh vorzüglich. In Maßen Fisch und Fleisch, gedünstet oder kurz gebraten, sind ebenfalls ratsam.

Wer einen unstillbaren Hunger auf Süßes hat, findet in Obst oder Trockenfrüchten eine ganz gute Alternative. Und wenn es denn doch einmal sein muss: Inzwischen gibt es durchaus schmackhafte Kuchen oder Kekse aus Vollkornmehl und Fruchtzucker. Der ist übrigens viel angenehmer für unseren Organismus. Wenn Sie Ihren Kaffee süßen, dann probieren Sie doch mal diese alternativen Zuckerarten oder aromatischen Ahornsirup aus.

Magermilchprodukte sind besser als vollfetter Käse, statt Butter gibt es fettarmen Frischkäse, statt fetter Wurst eher mageren Schinken oder leckere Brotaufstriche mit pflanzlichen Fetten. Auch Brote, Brötchen und Nudeln aus Vollkorn sind eine durchaus schmackhafte Alternative.

Wir wollen Sie nicht zum »Öko« machen, aber bedenken Sie: Innerhalb von nur sieben Jahren wird Ihre Körpersubstanz nahezu komplett neu aus allem gebildet, was Sie heute an Vital- und Inhaltsstoffen zu sich nehmen. Achten Sie daher auf Qualität, denn der Spruch »Du bist, was du isst« gilt tatsächlich.

### Achtung, versteckte Fette!

In den folgenden Produkten finden sich viele versteckte Fette:

Wurstwaren, Käse, Frittiertes und Paniertes, Bierteig, Vollmilch, Fruchtjoghurt, Buttertoast, Croissants, Kuchen, Kekse, Schokolade, Milchspeiseeis, Sahne- und Mehlsaucen, Fertigdressing, Salzgebäck, Chips.

Übrigens: Häufig sind die darin enthaltenen (überwiegend tierischen) Fette mit stark Zuckerhaltigem gemischt. So enthält ein Sahnefruchtjoghurt meistens genauso viel Zucker wie eine Dose Cola. Und Zucker begünstigt leider die Einlagerung der Fette in unsere Körperfettspeicher.

Generell empfehlen wir Ihnen langfristig die Umstellung Ihrer Ernährung auf mehr Frisches wie Obst, Gemüse und Salat. Dazu fettarme Fleischgerichte, vor allem Geflügel und Fisch. Und der Verzicht auf alles Fette macht Sie nicht nur fitter für Job und Karriere – es sorgt ganz nebenbei auch für eine tolle Figur. Sie fühlen sich bei weitem nicht mehr so voll gestopft. Aber wie, werden Sie sich fragen, kann ich das, bitteschön, in meinen Arbeitsalltag integrieren?

## Essen am Arbeitsplatz und in der Kantine

Da wäre zum Beispiel die Kantine. Ein großer Teil der arbeitenden Bevölkerung nutzt mittags ihr – bisweilen vielfältiges – Angebot mehr oder weniger freiwillig. Da gibt es Salatbüfetts, fertige Tellergerichte oder Einzelkomponenten, die man sich selbst zum Menü zusammenstellen kann. Natürlich ist nicht jede Kantine optimal. Aber unabhängig davon, ob der Küchenchef nun viele oder wenige, traditionelle oder alternative Gerichte anbietet: Das Mittagessen in der Kantine ist nur eine von täglich vier bis sechs Mahlzeiten. Da muss dann auch das Kantinengericht nicht den ganzen Tagesbedarf an Nährstoffen liefern. Schließlich gibt es ja auch noch das Frühstück, die kleinen Zwischenmahlzeiten und das Abendessen. Kleinere Portionen Vollkornprodukte, Rohkost, Obst oder magere Milchprodukte sind ideale Ergänzungen zur Kantinenkost. Das muss nicht zubereitet werden und lässt sich prima an den Arbeitsplatz mitnehmen. Für die Ernährung am Arbeitsplatz hat die DGE auch wieder ein paar wertvolle Tipps beizusteuern.

### Tipps der DGE für eine gesunde Ernährung am Arbeitsplatz

- Frühstücken Sie am besten in zwei Etappen. Wer frühmorgens nicht viel zu sich nehmen kann, sollte dies nach zwei bis drei Stunden nachholen. Essen Sie einmal großzügiger, etwa Müsli oder Vollkornbrot, und einmal leichter, beispielsweise Obst oder Joghurt. So erhalten selbst unlustige Morgenmuffel genug Energie für den Tagesanfang.
- Zwischenmahlzeiten vermeiden Leistungstiefs und sinnlose Völlerei: Verteilen Sie kleinere Mahlzeiten aus Obst, fettarmen Milchprodukten oder dünn belegten Broten über den Arbeitstag. Das erhält die Konzentrationsfähigkeit, belastet Verdauungsorgane und Kreislauf weniger und vermeidet Heißhungerattacken. Ein Hinweis für Übergewichtige: Sie sollten nur dreimal täglich gut essen, um abzunehmen.

- Essen Sie nicht nebenbei, etwa beim Tippen oder Archivieren: Bei einer kleinen Pause können Sie Ihr Essen besser genießen und der Körper verarbeitet es besser. Sie fühlen sich nicht nur satt, sondern auch wohl. Außerdem verlieren Sie nicht so schnell den Überblick darüber, wie viel Sie gegessen haben. Das hilft, das Körpergewicht zu halten.
- Fast Food sinnvoll ergänzen: Das Essen aus der Imbissbude oder von der Metzgerei ist meist einseitig, salzig und fett. Obendrein fehlen Vitamine, Mineral- und Ballaststoffe. Wer hier essen muss oder auch manchmal möchte, kann den Mangel durch Gemüse, Obst sowie Vollkorn- und Milchprodukte ausgleichen, die er zum Frühstück, zwischendurch oder abends zu sich nimmt. Mitgebrachtes ist eine gute Alternative: Wer beim Kochen gleich eine Portion mehr macht und am nächsten Tag zur Arbeit mitnimmt, spart nicht nur Geld. Er nutzt obendrein die gesamte Pause für sich und sein Essen: Warteschlangen beim Metzger können ganz schön lang sein.
- Manchmal schmeckt gesunde Kost besonders gut: Langweilig belegte Brote werden durch Salatblätter, Gurkenscheiben oder eine Gemüsebeilage ausgesprochen lecker. Und wenn Sie Salat in einem luftdichten Behälter von der Soße getrennt transportieren und erst vor dem Essen anrichten, bleibt er viel knackiger und hat mehr Vitamine.

### Gesunde Kost aus der Kantine

Jede nur halbwegs akzeptable Kantine bietet Ihnen heute eine Auswahl gesunder Kost. Dazu zählen: Salatbar, verschiedene Gemüse, Fischgerichte, fettarme Fleischgerichte, Pell- oder Salzkartoffeln, Vollkornprodukte von Nudeln bis zum Brot, Joghurt, Milch und Quarkspeisen, Frischobst oder Obstsalat. Haben Sie diese Möglichkeiten in Ihrer Kantine nicht, so verzichten Sie lieber gelegentlich und bringen Sie sich an den Tagen mit besonders schwer verdaulichen Mittagsmenüs eine Kaltverpflegung von zu Hause mit. Wer mag, kann schließlich dann abends die warme Mahlzeit zu sich nehmen.

### Keine Zeit zum Essen

Und jetzt etwas für unsere besonders überarbeiteten Leser: Sie haben so viel zu tun, dass Sie eigentlich gar keine Zeit zum Essen haben? Entweder Sie ignorieren Ihren Hunger, oder Sie kompensieren das ausgelassene Mittagsmahl mit Keksen und Schokolade? Und zwar möglichst hektisch nebenbei? Oder – schlimmer noch – Sie essen auf die Schnelle eine Riesenportion Pommes bei Fritten-Erna um die Ecke? Und schon ist es passiert: zu spät, zu viel, zu schnell, zu einseitig. Dass Sie sich dann schlapp, träge und unwohl fühlen, wundert Sie selbst bestimmt am wenigsten. Ihnen fehlen einfach die Nährstoffe und die Energie, die Sie für Ihre Arbeit brauchen.

Wer viel leistet, braucht einfach abwechslungsreiche Kost, die alle notwendigen Nährstoffe für Körper und Geist liefert. Und so rät die DGE jenen, die nicht in eine Kantine gehen können (oder wollen), wenigstens kleine Pausen einzulegen und dabei etwas zu essen. Mit magerem Käse oder Schinken belegte Vollkornbrote und frisches Obst beispielsweise. So bleiben Sie dauerhaft leistungsfähig, fühlen sich wohl und können Ihr Gewicht besser halten. Und wer keine Zeit zum Einkaufen hat: Viele Kantinen haben kleine Stände, an denen Sie auch schon morgens vor Bürobeginn das Notwendige für Ihre Zwischenmahlzeiten einkaufen können. Und wenn Sie schon mal da sind, nehmen Sie doch gleich zwei, drei Flaschen Wasser mit.

**Checkliste für die Kantine**

Für Kantinen gibt es Richtlinien der DGE und des Bundesgesundheitsamtes, die ein möglichst hochwertiges Mittagsmenü garantieren sollen. Diese Richtlinien gehen von den Ernährungsbedürfnissen der Büroangestellten und ähnlicher Leichtarbeiter aus. Sie sollten über das Mittagessen etwa ein Drittel der täglichen Energie und Nährstoffe bekommen. Das sind im Schnitt rund 730 Kilokalorien. Um diesen Richtwert einzuhalten, muss der Küchenchef vorzugsweise fettarme Gerichte anbieten. Also keine Pommes Frites, sondern Pell-, Salz- oder Folienkartoffeln; statt fetter Mayonnaise lieber leichte Salatsoßen aus Joghurt; Käse sollte möglichst fettarm, das Fleisch mager sein.

Testen Sie doch mal, wie gut Ihre Kantine ist, und beantworten Sie folgende Fragen:

- Werden mehrere Gerichte angeboten?
- Können Sie zwischen verschiedenen Komponenten für Vor-, Haupt- und Nachspeisen wählen?
- Gibt es öfter fleischlose Gerichte?
- Werden täglich Gemüse und Salate angeboten, und sind die auch wirklich frisch?
- Gibt es mindestens einmal pro Woche mageres Fleisch und Fisch?
- Gibt es überwiegend Pell-, Salz- und Folienkartoffeln oder nur Pommes Frites?
- Gibt es auch etwas für den kleinen Hunger oder für Zwischenmahlzeiten – am besten frisches Obst und Milchprodukte?

- Achtet die Küche darauf, fettarm zu kochen und mit Salz sparsam umzugehen?
- Setzt Ihr Küchenchef stattdessen reichlich Kräuter und Gewürze ein?
- Werden Sie darüber informiert, wie viele Kalorien und Nährstoffe, wie beispielsweise Vitamine und Mineralstoffe, die Speisen enthalten?

Je häufiger Sie diese Fragen mit ja beantwortet haben, desto besser ist Ihre Kantine. Sie haben Glück – hier können Sie bedenkenlos jeden Mittag speisen.

Je weniger Fragen Sie mit ja beantworten können, desto öfter sollten Sie Ihre Wünsche notieren und in den Kummerkasten Ihrer Kantine werfen, den es sicher irgendwo gibt. Und wenn Sie mutig sind, geben Sie Ihrem Küchenchef persönlich folgenden Tipp: Die Deutsche Gesellschaft für Ernährung bietet über das *Referat Gemeinschaftsverpflegung* Beratung in Sachen vollwertige Ernährung für Großküchen an.

### So ergänzen Sie Kantinenessen

Inzwischen bieten die meisten Kantinen abwechslungsreiches, vollwertiges Essen an. Falls nicht, ist das auch nicht weiter schlimm. Mit etwas Fantasie und Organisation können Sie sich trotzdem ohne großen Aufwand am Arbeitsplatz vollwertig ernähren. Beispielsweise so:

- **Erstes Frühstück:**
  Frischkornmüsli mit Obst, Vollkornbrot mit Quark, Käse, handgerührter Konfitüre.
- **Zweites Frühstück und/oder Nachmittagsmahlzeit:**
  Vollkornbrot, Obst, Rohkost oder Salat, Naturjoghurt oder Magerquark mit klein geschnittenem Obst, selbst zubereiteter Milchshake (ohne Zucker).
- **Abendessen:**
  gedünstetes Gemüse, Vollkornbrot, magere Käsesorten, Milchprodukte.

**Profi-Tipp**

Regen Sie ruhig bei Betriebsleitung und Kantinenchef (oder auch bei Ihrem Lieblingsitaliener) an, dass ein paar leichte Gerichte angeboten werden.

### Der optimale Start in den Tag: ein gutes Frühstück

Sie haben schon gesehen, wie wichtig ein gutes Frühstück ist. Es sollte reichlich ausfallen, zum Beispiel könnte es bestehen aus: einem Müsli mit Magermilch und eventuell frisch hineingeschnittenen Früchten wie Bananen oder Äpfeln. Auch Vollkorn- oder Knäckebrot mit sehr magerem Frisch- bzw. Hüttenkäse ist eine feine Sache. Falls Sie keine Milchprodukte vertragen, belegen Sie das Brot mit frischem Rohgemüse wie Gurke und Tomate oder nehmen Sie einfach einen pflanzlichen Brotaufstrich.

Wenn Sie wissen, dass der Tag chaotisch wird, frühstücken Sie ausgiebig und gesund – mit Müsli, Quark, Früchten, Vollkornbrot, einem Obstsaft und gelegentlich einem Ei. Das hält eine Weile vor.

### Mittagessen für mehr Energie

Das Mittagessen sollte ebenfalls reichlich ausfallen und mindestens zur Hälfte aus Salaten beziehungsweise frischem, kurz gegartem Gemüse bestehen sowie mindestens zu einem Viertel aus kohlehydratreichen Nahrungsmitteln wie Kartoffeln oder Reis. Nur maximal ein Viertel der Menge sollte Fleisch oder Fisch oder besser noch ein pflanzliches Eiweißprodukt sein.

### Szenario: Abendliches Geschäftsessen

Gerade abends ist man immer wieder in der vertrackten Lage, dass man mit Geschäftspartnern oder bei Auswärtsterminen mit Kollegen essen gehen muss. Und weil's ja nichts kostet, ist die Verführung der Schlemmerei groß. Aber erinnern Sie sich ruhig an das unangenehme Völlegefühl und den unruhigen Schlaf, der Ihnen blüht. Und als weitere Motivationsstütze: Der nächste Gang zur Waage macht dann auch nicht besonders viel Spaß. Nun haben Sie natürlich keine Chance, sich solchen Events vollständig zu entziehen. Aber Sie können durchaus Einfluss darauf nehmen, was und wie viel Sie verspeisen.

#### Essen vom Büfett

Bevorzugen Sie Gemüseplatten, magere Fleisch- und Geflügelsorten, Fisch und Meeresfrüchte sowie frischen Salat. Allerdings verarbeitet Ihr Magen Rohkost abends nicht mehr so gut. Wer empfindlich ist, sollte sie besser tagsüber essen. Verzichten Sie im Gegenzug auf alles, was fett ist oder mit fetten Soßen serviert wird. Zu den heimlichen Kalorienbomben des Büfetts gehören Kartoffel-, Fleisch-, Nudel- und Gemüsesalate, wenn sie mit Mayonnaise oder Remoulade angemacht sind. Auch bei den Beilagen wie Reis, Nudeln und Mehlspeisen lohnt sich abends ein wenig Zurückhaltung. Und brauchen Sie eigentlich wirklich immer ein Dessert? Wenn ja, wie wäre es mit leckerer Ananas oder Roter Grütze statt Tiramisu?

Essen Sie langsam, so haben Sie gar nicht erst die Gelegenheit, ununterbrochen mit hoch gehäuften Tellern vom Büfett zu kommen. Wenn Sie die Essenszeit für anregende Gespräche nutzen, wird niemandem auffallen, dass Sie nicht so viel gegessen haben. Stellen Sie neben Ihren Wein oder Ihr Bier immer auch ein Glas Wasser. So merkt keiner, dass Sie sich beim Alkohol zurückhalten. Denn Alkohol hat, gemessen an der Energie, außerordentlich wenig Nährstoffe (dafür aber eine Menge »Hüftgold«-Potenzial!). Ein volles Glas Alkohol schützt übrigens vor dem Nachschenken. Und außerdem: Müssen Sie nicht eigentlich noch souverän parlieren und Auto fahren?

**Profi-Tipp**

Tappen Sie nicht in die »Büfett-Falle«, denn auch wenn es noch so lecker und knackig aussieht: Zu viele Teller, randvoll gefüllt mit Qualität, machen jeden positiven Effekt zunichte. Gehen Sie ruhig öfter zum Büfett, nehmen Sie sich aber jeweils nur kleine Gourmetportionen.

### Essen à la carte

Wählen Sie Ihr Menü bewusst aus, besonders wenn Sie oft in Restaurants speisen. Nehmen Sie als Entree einen Rohkostsalat oder eine leichte Suppe, oder trinken Sie ein Glas Gemüsesaft. Wählen Sie leicht verdauliche Gerichte wie magere Fleisch-, Geflügel- oder Fischgerichte, zum Beispiel Forelle blau, gedünsteten oder gegrillten Fisch, gekochtes Huhn, gegrillte Putenbrust, Filet oder Steak natur mit Folienkartoffel. Es gibt sicher auch große Salate, Gemüsegerichte, Kartoffelgerichte oder leichte asiatische Gerichte. Mit etwas Glück bekommen Sie sogar Vollwertkost.

Sie können aber auch um leichte Optimierung für Ihr Gericht bitten, zum Beispiel die Soße wegzulassen oder die Bratkartoffeln gegen Salzkartoffeln auszutauschen. Oder Sie verzichten ganz auf die üblichen Beilagen und nehmen dafür eine Extraportion Salat. Bitten Sie die Bedienung, dass sie Ihnen

Salat und Dressing getrennt serviert. So können Sie selbst entscheiden, wie viel Soße sie wollen.

Wenn Sie Fleisch essen möchten, bevorzugen Sie fettarme Sorten, die gegrillt oder gekocht oder auf dem heißen Stein zubereitet sind – und vor allem nicht in zu viel Öl gebraten sind. Verzichten Sie auf fette oder panierte Fleisch- und Fischsorten (Haxe, Bauchspeck, dicke Rippe, Kotelett, Wiener Schnitzel, Fleisch mit Remouladensoße, Gans, Aal, Hering in Mayonnaisesoße und so weiter). Wählen Sie als Dessert Quarkspeisen, Joghurt, Obstsalat oder frisches Obst.

## Szenario: Unterwegs

Lange Strecken im Auto, im Flieger oder in der Bahn verleiten buchstäblich dazu, die rechtzeitige und regelmäßige Nahrungszufuhr zu vergessen. Hat man erst Durst oder Hunger, ist es zu spät und außer Schokoriegeln meist nichts in greifbarer Nähe. Da können Sie die Minuten bis zur Heißhungerattacke zählen. Die Situation kennen Sie sicherlich auch von Mammut-Sitzungen und Messediensten.

Begeben Sie sich nicht in die Abhängigkeit von Imbissbuden und Snackständen, an denen Sie nur Speisen mit Weißmehl und viel Fett für teures Geld bekommen. Sie schaden Ihrer Leistungskraft und auf Dauer auch Ihrer Gesundheit. Managen Sie lieber Ihre eigene Food-Logistik: Deponieren Sie im Auto, im Reisegepäck und im Aktenkoffer eine Flasche Wasser; dazu einige fettarme und ballaststoffreiche Früchteriegel (gibt's im Reformhaus oder Drogeriemarkt). Ein Apfel, zwei Bananen und zwei Vollkornbrötchen mit fettarmem Käse oder Geflügel eignen sich prima als Dinner on the road. Und dazwischen vielleicht noch gelegentlich einen Joghurt, Kefir oder Quark. Dazu Saftschorle – und schon haben Sie selbst auf der längsten Autofahrt Ihren Körper just in time aufs Beste verpflegt. Aber nicht vergessen: Zum Essen kleine Pausen einlegen.

Die Autobahnraststätten in Deutschland, Österreich und der Schweiz sind inzwischen gut auf die Bedürfnisse gesundheitsbewusster Autofahrer eingerichtet: Salatbüfetts, vegetarische Gerichte oder leichte Kost – alles vorhanden.

Im Flugzeug ist das Trinken besonders wichtig. Lassen Sie sich immer ein Glas Wasser extra geben, wenn Sie bedient werden. Meiden Sie Alkohol und Kaffee, denn beides entzieht dem Körper Flüssigkeit.

**Profi-Tipp**

Bei langem Sitzen und auf Reisen ist ein kurzer Spaziergang zur Bewegung der Glieder und der Gedanken oft sinnvoller als ein üppiges Mittagsmahl. Einmal pro Woche oder alle 14 Tage sollten Sie einen Rohkosttag als festen Bestandteil der Ernährung einbauen und dabei viel trinken.

### Szenario: Kampf gegen die Minibar

Wenn Sie häufig unterwegs sind und viele Nächte in Hotels verbringen, kennen Sie wahrscheinlich das »Minibarmenü«: eine Packung Erdnüsse und eine Tüte Chips, dazu Bier aus der Minibar und ab aufs Bett, fernsehen.

Diese Art der Freizeitgestaltung ist zwar nach einem langen Tag nahe liegend und manchmal auch ganz okay. Aber es sollte dennoch nicht Ihr Standardprogramm für Abende in fremden Städten sein. Probieren Sie stattdessen eine andere Variante: Lassen Sie Minibar und Hotelrestaurant links liegen und suchen Sie sich ein hübsches Lokal mit leichter Küche. Bestimmt hilft Ihnen der Portier gerne mit ein paar Empfehlungen weiter. Kombinieren Sie Ihre Suche nach einem leckeren Abendessen mit einem strammen Spaziergang, und genießen Sie dabei die Eindrücke der fremden Stadt. Vielleicht entdecken Sie ja sogar zufällig Sehenswürdigkeiten, architektonische Highlights oder eine skurrile Szenerie. Und schon wird Ihr Mentalspeicher gleich mit aufgeladen.

Doch ehe Sie am nächsten Morgen erfrischt in einen langen Tag aufbrechen: Genießen Sie das Frühstück im Hotel! Häufig finden Sie eine gute Auswahl an frischem Obst, Quark oder Joghurt und verschiedene Müslisorten. Auch Orangen- oder Grapefruitsaft gibt es fast überall, so dass Sie vitaminreich in den Tag starten können.

### Über den Umgang mit kleinen Sünden

#### 1. Süßes

Eigentlich sind Süßigkeiten ja ein Tabu. Sie enthalten viel zu viel industriell hergestellten Zucker, den unser Körper in diesen Mengen gar nicht auf gesunde Art verwerten kann. Wenn Sie eine Entscheidung treffen wollen zwischen vier Gummibärchen und einem Stück Schokolade, sind die Gummibärchen zwar die bessere Wahl, weil hier der Zucker ohne Fett aufgenommen wird.

Aber nicht nur Fett macht dick, sondern auch ein Zuviel an Kohlehydraten wie Zucker: Ab 300 bis 500 Gramm pro Tag werden Kohlehydrate in Depotfett, sprich Hüftgold, umgewandelt. Zusätzlich sackt Ihr Insulinspiegel kurz nach der Aufnahme von Zucker derart in den Keller, dass Sie anschließend auch noch von einer Heißhungerattacke überfallen werden. Unser Tipp: Vor dem Essen eine kleine Süßigkeit ist in Ordnung. Aber nicht am Abend, nach dem Essen oder gar als Zwischenmahlzeit. Und wenn es dann doch mal sein muss: Weichen Sie auf Bioprodukte aus. Die sind meistens mit dem weniger ungesunden Vollrohrzucker hergestellt. Auch der lässt allerdings den Insulinspiegel stark schwanken. Generell ist Fruchtzucker besser.

### 2. Schokoersatz

Spätestens wenn die Energiespeicher leer sind, bekommt man schnell eine kaum zu bezähmende Schoko-Gier. Versuchen Sie es doch einmal ersatzweise mit Bananen, Weintrauben oder anderen natursüßen Obstsorten. Auch getrocknete Aprikosen oder Studentenfutter sind geeignet. Wenn Sie allerdings abnehmen wollen, essen Sie lieber nicht zu viele Nüsse, denn die enthalten reichlich Kalorien.

Alternativ zur Schokoladetafel tut es auch das selbst gemixte Schokogetränk aus echtem Kakaopulver. Rühren Sie es mit fettarmer Milch an. Und wenn Sie ohne Süßen nicht leben können, empfehlen wir Ihnen Fruchtzucker oder einen halben Teelöffel Ahornsirup pro Becher.

### 3. Das Festgelage

Eigentlich ist es gar nicht schlimm, wenn Sie mal mit einem guten Fünf-Gänge-Menü über die Stränge schlagen. Das massiert die Seele. Die Betonung liegt allerdings auf »mal«! Und wenn das Festgelage nicht gerade aus Schweinshaxe und Weißwürstl bestand, kann man die Sünde mit ein wenig mehr Sport schnell wieder ausgleichen. Außerdem gibt es in unserem Körper so etwas wie einen Gewichtsregler. Er merkt sich unser übliches Gewicht und verhindert bei den meisten Menschen, dass sie nur wegen der letzten Mahlzeiten sofort dauerhaft zu- oder abnehmen. Dieser Regler wird normalerweise erst durch eine längerfristige Veränderung unserer Ernährungsgewohnheiten verschoben – nach unten wie nach oben.

### 4. Burger-Heißhunger

Hmmm, und jetzt ein doppelter Burger mit Riesenpommes und fett Mayo/ Ketchup obendrauf! Wenn Sie Ihrem Burger-Heißhunger nur alle zwei bis drei Wochen erliegen, kein Problem. Aber genießen Sie es, und nehmen Sie sich richtig Zeit für diesen – seltenen – »Leckerbissen«. Schließlich hat Spaß beim Essen einen großen Einfluss auf unsere Gesundheit. Dieser Meinung sind inzwischen auch schon etliche Ernährungswissenschaftler. Also besser mal einen Burger mit Freude verspeist als ein paar Körner mit Widerwillen hinuntergewürgt. Die Betonung liegt aber auch hier auf »mal«!

**5. Finger weg!**

Wann immer Sie die Möglichkeit haben, sollten Sie um die folgenden Nahrungsmittel einen großen Bogen machen beziehungsweise sie nur ausnahmsweise zu sich nehmen:

- Weiß- und Auszugsmehle sowie alle Weißweizenprodukte: Dazu gehören leider auch Pasta, Weißmehlbrötchen, Croissants (ein Croissant enthält übrigens rund 50 Gramm Fett) sowie Paniertes, denn hier saugt sich das Weißmehl ebenfalls voll mit Fett. Auch alle Burger der Fastfood–Küche enthalten Weißmehl. **Alternativen:** Vollkornbrot und -brötchen, Vollkorn- oder Dinkelnudeln.
- Frittiertes: Pommes Frites, Gemüse, Fisch und Fleisch (in oder ohne Teig). Grillen ist besser, weil dort weniger Fett zugesetzt wird. Durch den Grillvorgang entstehen allerdings viele Krebs erregende Stoffe. **Alternative:** Braten ohne Fett in einer beschichteten Pfanne.
- Industriezucker: Cola und Limonaden, Süßwaren wie zum Beispiel Gummibärchen und Schokolade, Kekse, Kuchen, Eis, Pralinen, Marmeladen, Schokolade, Nuss-Nougat-Brotaufstriche. **Alternative:** Bioprodukte mit Vollrohr- oder besser Fruchtzucker.
- Dosengemüse und Fertiggerichte: Konserven sind wirklich nur was für Notfälle, das heißt für Weltumseglungen und Mondflüge. Der Nährwertgehalt von Dosengemüse ist meist ziemlich gering. Und Fertiggerichte sind in der Regel zu fett und zu salzig. Dazu enthalten sie häufig auch noch Geschmacksverstärker und allerlei andere chemische Sünden. **Alternative:** Kochen Sie größere Portionen, und gefrieren Sie den Rest für eilige oder faule Tage ein.
- Tiefgefrorenes: Häufig für viele, die selten zum Einkaufen kommen, die einzige noch halbwegs akzeptable Methode für gesunde Ernährung. Aber testen Sie selbst ein tief gefrorenes Huhn in Vergleich zu einem frischen. Der Geschmacksunterschied ist gewaltig! Tiefgefrorenes Gemüse ist hingegen besser als sein Ruf – weil es relativ schnell nach

der Ernte schockgefroren wird, hat es vergleichsweise viele Vitamine. **Alternative:** Eingeschweißtes Biofleisch hält sich ganz gut ein paar Tage, etliche Obst- und Gemüsesorten bleiben im Kühlschrank länger frisch.

- Tierische Fette: Sie verstecken sich zum Beispiel in Vollmilch, Sahne, Speck, Butter und fettem Käse. Während die einfach und mehrfach ungesättigten Fettsäuren den Fettstoffwechsel ankurbeln, reichern sich tierische Fette einfach nur im Gewebe an. Vorsicht auch bei herkömmlicher Margarine. Sie besteht zwar aus pflanzlichen Ölen, doch die sind meist von schlechter Qualität und werden bei 200 Grad Celsius mit Wasserstoff und Nickel behandelt. **Alternative:** Magermilchprodukte, pflanzliche Brotaufstriche, am besten aus dem Bioladen.

**Profi-Tipp**

Legen Sie sich ein Depot an für die Ernährung unter schwierigen Bedingungen: Obst, Müsliriegel, Vollkornkekse. Davon können Sie zehren, wenn keine Zeit fürs Essengehen bleibt. Sorgen Sie dafür, dass Sie immer genug zu trinken haben. Eine große Thermoskanne Kräutertee ist der ideale Begleiter durch den Tag.

Wenn es doch die Pizza vom Lieferservice sein muss: Bestellen Sie eine vegetarische oder mit Meeresfrüchten belegte Variante und einen Salat dazu. Selbst Döner gibt es inzwischen mit Geflügel. Sorgen Sie für einen regelmäßigen, aber fettarmen Energienachschub. Umso leichter trennt Ihr Körper sich von seinen Fettreserven. Eine kleine, leichte Mahlzeit alle zwei Stunden hält den Blutzuckerspiegel im Gleichgewicht. Ideal sind Obst- und Gemüsestücke, Vollkornbrot mit magerer Geflügelwurst oder Käsesorten und Joghurt mit geringem Fettanteil.

## Ernährungsumstellung für Einsteiger

Versuchen Sie langsam und Schritt für Schritt Ihre Ernährungsgewohnheiten auf 90 Prozent optimal und 10 Prozent Genussartikel umzustellen. Gönnen Sie sich weiterhin, was Sie wollen. Aber erhöhen Sie schrittweise die Qualität, und verringern Sie die Quantität etwa von Käse, Chips und Schokolade.

Überfordern Sie sich nicht dabei. Unser Unterbewusstsein unterstützt eine veränderte Verhaltenweise nur, wenn das Neue auf möglichst vielen Ebenen fühlbar eine Verbesserung für Sie darstellt. Es nutzt also nichts, wenn Sie sich die ganze Zeit quälen. Konsumieren Sie lieb gewonnene Nahrungsmittel stattdessen als Luxusgüter! Gönnen Sie sich einfach viel kleinere Mengen davon, aber genießen Sie sie dann in vollen Zügen und ganz bewusst. Achten Sie hier auf die allerbeste erhältliche Qualität. Das ist zwar teurer, aber Sie essen ja auch nicht mehr so viel davon – und vor allem nicht zum Sattwerden. Oder würden Sie einen Champagner als Durstlöscher trinken?

## Ihr persönliches Fitness-Projekt

### Was ist richtig für mich?

Jetzt wissen Sie eine ganze Menge darüber, wie Sie auf Dauer Ihren Stress in den Griff bekommen und Ihre Ernährung optimieren. Da fehlt doch eigentlich nur noch Ihre Fitness. »Ach nö, muss nicht, ich mach doch schon die Mini-Workouts«, sagen Sie jetzt? Das ist auch wirklich prima. Aber wollen Sie nicht vielleicht doch lieber so fit werden, dass Ihr Bewegungsprogramm ein Selbstgänger ist? Statt jedes Mal aufs Neue innere Überzeugungsarbeit und mühsames Hinquälen lieber regelrechte Lust auf Sport? Sie glauben, das geht nicht, weil Sie schließlich ein langjährig erprobter Faulpelz mit Sportmuffel-Diplom sind?

Probieren Sie es doch erst einmal aus. Und mit den folgenden Tipps gelingt es Ihnen vielleicht auch leichter, Ihren inneren Schweinehund zu einem bewegungsfrohen, geschmeidigen, lebenslustigen Weggefährten zu machen. Schließlich können selbst das allerbeste Soforthilfeprogramm und ausgefeilte Mini-Workouts Sie auf Dauer nicht retten. Wer sich aber grundsätzlich fit hält, hat nicht nur ein ausgeglicheneres Gemüt und einen strafferen Körper, sondern steckt auch zeitweilige Höchstbelastungen im Job erheblich leichter weg. Und besser fühlt man sich sowieso.

Deshalb will Sie dieses kleine Buch auch anleiten dranzubleiben – ganz im Sinne der nachhaltigen Aspekte unserer Zauberformel STARTE, die Sie im ersten Kapitel des Buches kennen gelernt haben (siehe Seite 12). Im nächsten Abschnitt finden Sie ein Fitness-Projekt, mit dessen Hilfe Sie in sechs Wochen einen Einstieg in ein neues, fitteres Leben finden können.

Damit Sie neben den Übungen und Mini-Workouts aus den bisherigen Kapiteln auch Anregungen für Ihren Fitness- und Entspannungsplan bekommen, geben Ihnen die beiden folgenden Tabellen einen Überblick über populäre Sportarten und Entspannungstechniken. Schließlich hat jeder Mensch seine ganz eigenen Vorstellungen, auch beim Sport. Und auf Dauer bewegt man sich nur, wenn der Spaßfaktor stimmt und man sich wohl fühlt oder wenn man einen besonderen Kick bekommt. Lesen Sie sich deshalb alles in Ruhe durch und überlegen Sie, welche Sportart und welche Entspannungstechnik am besten zu Ihnen passen könnte. Und wer in einen größeren Fitnessclub oder Sportverein eintritt, hat meistens die Möglichkeit, ein paar Sachen auszuprobieren, bevor er sich festlegt.

### Sportarten im Überblick

Lesen Sie sich die folgende Auflistung in aller Ruhe durch. Es sind alle wesentlichen und viele aktuelle Sportarten vertreten. Und überlegen Sie: Möchte ich lieber allein Sport machen oder zu zweit oder in der Gruppe? Muss ich dabei zeitlich flexibel sein? Will ich in der frischen Luft sein oder unabhängig von Wind und Wetter? Reizen mich auch saisonabhängige Sportarten, die man nur im Winter oder im Sommer nutzt? Will ich aus der Puste kommen oder Muskeln aufbauen oder eher meine Beweglichkeit trainieren? Nach diesen letzten Kriterien sind übrigens auch die einzelnen Disziplinen bewertet, also nach:

- Ausdauer und Fettabbau,
- Kraft sowie
- Beweglichkeit und Balance.

Bei allen Testkriterien gilt: Es gibt 1 bis 6 Punkte, wobei 6 die Bestnote ist.

| | Ausdauer/ Fettabbau | Kraft | Beweg-lichkeit/ Balance | Vorteile und Nachteile |
|---|---|---|---|---|
| **Aerobic** | ☺☺☺☺☺ | ☺☺ | ☺☺☺☺☺ | • Aerobic trainiert vorwiegend Ausdauer, Beweglichkeit und Koordination. Da man in der Gruppe trainiert, muss man sich nicht selbst motivieren, sondern kann sich durch den Trainer und die Gruppendynamik mitreißen lassen.<br>• Aber Sie müssen sich dem Tempo und der Leistungsfähigkeit der Gruppe anpassen.<br>• Der Trainer sollte nicht nur eine tolle Show präsentieren, sondern Ihnen auch Verbesserungstipps zu Haltung und Ausführung geben. |
| **Badminton/ Federball** | ☺☺☺☺ | ☺☺☺ | ☺☺☺☺☺ | • Badminton – oder weniger trendy: Federball – ist das schnellste Rückschlagspiel für 2 oder 4 Spieler. Es kann leicht erlernt und mittlerweile in vielen Hallen gespielt werden.<br>• Charakteristisch sind die ständigen Wechsel zwischen Vor- und Rückwärtsbewegung, Starts und Stopps sowie Sprüngen und Drehbewegungen. Dadurch Verletzungsgefahr.<br>• Gut aufwärmen. |
| **Basketball/ Streetball** | ☺☺☺☺ | ☺☺☺ | ☺☺☺☺ | • Durch die Kombination von Lauf-, Sprung- und Wurfbewegungen wird fast die gesamte Muskulatur gefordert.<br>• Außerdem stellt Basketball gleichermaßen hohe Anforderungen an die anaerobe und aerobe Ausdauer.<br>• Besonders die Streetball-Variante macht viel Spaß und fördert den Teamgeist. |
| **Fahrradfahren** | ☺☺☺☺ | ☺☺ | ☺☺ | • Fahrradfahren stärkt vor allem die Oberschenkel und stabilisiert die Knie. Darüber hinaus ist es sehr gut für das Ausdauer- und Fettabbautraining geeignet.<br>• Einseitige Belastung, da der Oberkörper fast nicht trainiert wird. Wenn Sie beruflich viel sitzen, sollten Sie als Ausdauertraining nicht ausschließlich Rad fahren.<br>• Bei schlechtem Wetter und eisglatten Straßen können Sie auf »Indoor«-Fahrradfahren ausweichen, das so genannte Spinning. Es hat den Vorteil, dass Sie unabhängig von der Wetterlage trainieren können und unfreiwillige Stopps (Fußgänger oder Ampeln) ausbleiben. |
| **Fitness-Boxen** | ☺☺☺ | ☺☺☺☺☺ | ☺☺☺☺☺☺ | • Boxen gilt zu Recht als eine der härtesten und umfangreichsten Trainingsarten. Schnelligkeit, Koordination, Kraft und insbesondere die Ausdauer spielen eine entscheidende Rolle.<br>• Hohe Verletzungsgefahr.<br>• Für »Leichtgewichte« ist die Bedeutung der Kraft vergleichsweise gering, da Treffer auch dann punkten, wenn sie keine sichtbare Wirkung hinterlassen. |

| | Ausdauer/ Fettabbau | Kraft | Beweglichkeit/ Balance | Vorteile und Nachteile |
|---|---|---|---|---|
| **Freeclimbing/ Indoor-Climbing** | ☺☺☺ | ☺☺☺☺ | ☺☺☺☺☺☺ | • Klettern erfordert – und fördert – in erster Linie Kopfarbeit und mentale Konzentration und erst dann Kraft und Ausdauer.<br>• Nicht für schwere Personen geeignet.<br>• Klettern bedeutet auch, einen inneren Entwicklungsprozess zu durchlaufen: Sie klettern nicht einfach eine Leiter hoch, sondern Sie finden Ihren eigenen Weg und meistern Steigungen, die vorher für Sie unbezwingbar erschienen. |
| **Fußball** | ☺☺☺ | ☺☺☺ | ☺☺☺☺☺ | • Fußballspielen kann – fast – jeder. Und es ist in großen »richtigen« Teams genauso gut zu spielen wie in verkleinerten Mannschaften. Es fördert vor allem die Ausdauer, Beweglichkeit und Koordination.<br>• Insgesamt ist Fußball eine Sportart mit vergleichsweise hoher Verletzungsgefahr.<br>• Unbedingt vermeiden sollten Sie das Spielen mit Spikes, denn sie können sich im Boden verhaken und Verdrehungen und Verletzungen im Kniegelenk verursachen. |
| **Golf** | ☺ | ☺☺ | ☺☺☺☺☺☺ | • Golf hat eher entspannenden Charakter und eignet sich hervorragend zum Stressabbau. Es werden – unter freiem Himmel und in entspannter Atmosphäre – vor allem Beweglichkeit, Balance und Konzentrationsfähigkeit gefördert.<br>• Einseitige Belastung von Schulter- und Rumpfmuskulatur.<br>• Führen Sie zum Ausgleich der einseitigen Schlagbelastung insbesondere für den Oberkörper ein Kraft- und Stretchingtraining durch. |
| **Inlineskating** | ☺☺☺☺ | ☺☺ | ☺☺☺☺☺ | • Inlineskating trainiert Ausdauer, Koordination und Balance. Bei guter Technik und ausreichender Schutzbekleidung ist Inlineskating eine hervorragende Alternative zu Fahrrad- und Lauftraining.<br>• Hohe Verletzungsgefahr.<br>• Benutzen Sie stets Schutzbekleidung, auch als »Profi«. Denn die meisten schweren Verletzungen ziehen sich unzureichend geschützte Fortgeschrittene zu. |
| **Jogging/ Laufen** | ☺☺☺☺☺ | ☺☺ | ☺☺☺ | • Joggen und Laufen zählt zu den einfachsten und preiswertesten Methoden, um Ausdauer zu trainieren.<br>• Häufig Fehleinschätzung der Intensität und Dauer.<br>• Anfangs sollten Sie sich nicht übernehmen, da Sie sonst sehr schnell Gelenkbeschwerden an Knie oder Fuß bekommen können. Wichtig sind gute Laufschuhe. |
| **Kampfsportarten** | ☺☺☺ | ☺☺☺ | ☺☺☺☺ | • Kampfsportarten wie Taekwondo, Jiu-Jitsu, Judo und Karate sind hervorragend zur Förderung der muskulären Stabilität geeignet. Durch das Zusammenspiel in der Gruppe oder im Kampf mit dem Gegner erlernen Sie zudem den Umgang mit Stress und Aggression. |

| | Ausdauer/ Fettabbau | Kraft | Beweg-lichkeit/ Balance | Vorteile und Nachteile |
|---|---|---|---|---|
| **Kanu/ Kajak/ Rafting** | ☺☺☺☺☺ | ☺☺☺☺☺☺ | ☺☺☺☺☺ | • Um einen guten Vortrieb zu gewährleisten, brauchen Sie viel Kraft und sowohl aerobe als auch anaerobe Ausdauer (Kraftausdauer) und vor allem eine ökonomische Rudertechnik.<br>• Wer Schulter- und Rückenbeschwerden hat, sollte diesen Sport eher meiden.<br>• Saisonabhängig.<br>• Für die richtige Technik empfehlen wir in jedem Fall eine gute Einführung durch einen Trainer. |
| **Kick-, Roller-board/ Skooter** | ☺☺☺☺☺ | ☺☺☺☺ | ☺☺☺☺☺ | • Fast jeder von uns ist in seiner Kindheit Roller gefahren. Daher ist der Sport besonders für Fitness-einsteiger geeignet. Ausdauer und Balance werden trainiert.<br>• Verletzungsrisiken besonders durch das Umknicken im Knöchelgelenk und Verletzungen der Handgelenke und Ellbogen bei Stürzen.<br>• Tragen Sie knöchelhohe Schuhe und wenigstens Handgelenkschützer. |
| **Kraft-training (Body-building)** | ☺ | ☺☺☺☺☺☺ | ☺☺ | • Krafttraining ist eine gute Grundlage für alle Sportarten, außerdem ist das Training leicht durchzuführen, auch unterwegs. Es hilft – auch ergänzend zum Ausdauertraining – Fehlhaltungen vorzubeugen bzw. sie auszugleichen.<br>• Wird mit zu schweren Gewichten gearbeitet, besteht leicht die Gefahr der Überforderung von Muskeln und Sehnen.<br>• Wenn Sie vor allem mit leichten Gewichten bzw. Ihrem Körpergewicht arbeiten, minimieren Sie die Gefahr, sich zu viel zuzumuten. |
| **Mountain-biking** | ☺☺☺☺ | ☺☺☺ | ☺☺☺☺ | • Stärkt vor allem die Oberschenkel. Das »Downhill«-Fahren stellt große Anforderungen an Ihre Koordination und Balance.<br>• Unfallgefahr durch Überschätzung des fahrerischen Könnens.<br>• Achten Sie beim Kauf auf einen Lenker, der sich hoch genug einstellen lässt, und auf einen zu Ihren Körpermaßen passenden Rahmen. |
| **Nordic Walking/ Walking** | ☺☺☺☺☺ | ☺☺ | ☺☺☺ | • Walking eignet sich für jedes Alter und jeden Fitnesslevel, ist also auch für Einsteiger ideal. Da der Schrittaufprall wegfällt, ist es wesentlich gelenkschonender als Laufen oder Joggen.<br>• Beim Nordic Walking werden zusätzlich die Arme bewegt und gekräftigt.<br>• Beides ist sehr gut geeignet, um den Fettstoffwechsel anzukurbeln.<br>• Sorgen Sie für gute und bequeme Schuhe.<br>• Als Jogging-Anfänger schützen gelegentliche Walking-Einlagen vor Überlastung. |

| | Ausdauer/ Fettabbau | Kraft | Beweglichkeit/ Balance | Vorteile und Nachteile |
|---|---|---|---|---|
| **Pump, Step & Co.** | ☺☺☺☺☺ | ☺☺☺ | ☺☺☺ | • Für Pump, Step, Kraftworks und Co. gilt Ähnliches wie bei Aerobic.<br>• Sie trainieren vorwiegend Ausdauer, Beweglichkeit und Koordination. Auch hier sorgt das Trainieren in der Gruppe für Motivation.<br>• Man muss sich dem Tempo der Gruppe anpassen (siehe Aerobic).<br>• Der Trainer sollte Ihnen regelmäßig Verbesserungstipps zur Haltung und zur Ausführung geben. |
| **Rudern** | ☺☺☺☺☺ | ☺☺☺ | ☺☺☺ | • Rudern fördert nahezu die gesamte Körpermuskulatur sowie die Ausdauer. Gerade für etwas kräftigere Körpertypen ist das Rudern besonders geeignet.<br>• Nachteilig ist der hohe Kostenaufwand für ein Boot bzw. der Zwang, in ein Fitness-Studio gehen zu müssen.<br>• Rudern ist weniger geeignet, wenn Sie Probleme mit den Knien haben. Wichtig ist die richtige Technikeinführung eines Trainers. |
| **Schwimmen** | ☺☺☺☺ | ☺☺☺☺ | ☺☺☺☺ | • Durch den Auftrieb des Wassers reduziert sich unser Körpergewicht um nahezu 90 Prozent, diese Sportart eignet sich daher hervorragend für sehr schwere Menschen oder bei Gelenkbeschwerden.<br>• Häufig hohe Chlorbelastung. Wenn Sie gelegentlich Rückenbeschwerden haben, sollten Sie rückenschwimmen oder kraulen. |
| **Segeln** | ☺☺ | ☺ | ☺☺☺☺ | • Segeln können Sie in ganz unterschiedlichen Bootsklassen: von Einmannjollen bis zu Hochseejachten und Mehrrumpfbooten. Segeln kann sowohl entspannen als auch – in der Crew – Geselligkeit fördern.<br>• Saisonabhängig.<br>• Unbedingt zusätzlich trainieren.<br>• Beim Segeln müssen Sie über eine gute Widerstandsfähigkeit gegenüber unterschiedlichen Klimabedingungen verfügen. |
| **Skilanglauf** | ☺☺☺☺ | ☺☺ | ☺☺☺ | • Skilanglauf fördert die gesamte Körpermuskulatur und Ausdauer und ist einer der besten Fettkiller. Besonders geeignet ist Skilanglauf für Schwergewichtige.<br>• Saisonabhängig.<br>• Einsteiger sollten anfangs die Beanspruchung des Herz-Kreislauf-Systems nicht unterschätzen und mit kleineren Etappen starten. |
| **Snowboarding/ Ski alpin** | ☺☺☺ | ☺☺☺ | ☺☺☺☺☺ | • Die Sportart für Waschbrettbauch und einen knackigen Hintern. Beine, Gesäß und insbesondere die Bauchmuskulatur werden gekräftigt. Die Ausdauer ebenfalls, aber mehr durch statische Haltearbeit.<br>• Saisonabhängig.<br>• Sehr hohes Verletzungsrisiko. |

| | Ausdauer/ Fettabbau | Kraft | Beweg- lichkeit/ Balance | Vorteile und Nachteile |
|---|---|---|---|---|
| **Squash** | ☺☺☺ | ☺☺☺ | ☺☺☺ ☺☺ | • Diese sehr schnelle und beliebte Sportart verlangt Ihrer Schnelligkeit und anaeroben Ausdauer alles ab. Sie eignet sich hervorragend zum Abreagieren.<br>• Das bedeutet aber auch, dass kaum Fett verbrannt und Ihre Grundlagenausdauer nicht wesentlich verbessert wird.<br>• Wärmen Sie sich vorher mindestens 10 Minuten auf, um die häufig auftretenden Muskel- und Sehnenverletzungen zu vermeiden. |
| **Tae Bo (Thai-Boxing, Kick-boxing-Workout)** | ☺☺☺ | ☺☺☺ | ☺☺☺ ☺ | • Thai-Boxing oder Kickboxing-Workout ist eine Mischung aus Selbstverteidigung, Kickboxen und Herz-Kreislauf-Training. Das energiegeladene Ganzkörpertraining Tae Bo enthält kraftvolle Armübungen, Körperanspannung, einfache Boxübungen und leichte Sprünge.<br>• Überbelastung der Gelenke durch schnelle Bewegungen möglich. Das schweißtreibende Fitness-Programm richtet sich vor allem an Fortgeschrittene, denen Aerobic keinen Trainingskick mehr gibt. |
| **Tennis** | ☺☺☺ | ☺☺☺ | ☺☺☺ ☺☺ | • Ein Duell auf Distanz: Hier sind Technik, Koordination, Einschätzungsvermögen, Intelligenz, mentale Stärke, Schnelligkeit, Beweglichkeit und Ausdauer gleichermaßen nötig. Tennis macht Spaß und eignet sich hervorragend zum Stressabbau. Durch die vielen kurzen und schnellen Bewegungen kommt es kaum zum Training des Fettstoffwechsels. |
| **Wandern/ Berg-steigen** | ☺☺☺ ☺☺ | ☺☺☺ | ☺☺☺ ☺☺ | • Wandern und Bergsteigen eignen sich für jedes Alter und jeden Fitnesslevel.<br>• Bei Beschwerden im Kniegelenk empfiehlt sich vorab eine Untersuchung beim Orthopäden, um eine Schädigung auszuschließen.<br>• Sorgen Sie für stabile und bequeme Schuhe, die die Fesseln stützen. Achten Sie bei Wanderstöcken auf die neutrale Haltung Ihrer Handgelenke. |
| **Wind-surfen** | ☺☺☺ | ☺☺☺ ☺ | ☺☺☺ ☺☺☺ | • Erfordert die Fähigkeit, das Gleichgewicht in den unterschiedlichsten Situationen zu halten und gleichzeitig gezielt zu manövrieren.<br>• Saisonabhängig.<br>• Stabilisiert insbesondere die Haltung und eignet sich daher auch hervorragend für »Vielsitzer«. |

**Profi-Tipp**

Vielleicht haben Sie sogar Lust, im Betrieb ständige Möglichkeiten für mehr Fitness zu etablieren. Fragen Sie Ihren Betriebsrat oder Chef, vielleicht gibt er etwas dazu. Ihre Firma profitiert ja schließlich auch von fitten Mitarbeitern. Infos zum Betriebssport finden Sie beim Deutschen Betriebssportverband e.V. (DBSV) (*www.betriebssport-dbsv.de*).

### Entspannungstechniken im Überblick

Die folgende Tabelle gibt Ihnen einen Überblick über populäre Entspannungstechniken. Dabei reicht die Bandbreite von Atemübungen bis zu Yoga. Wie man zu sich selbst findet, ist letztlich unabhängig von Modetrends und persönlichen Vorlieben. Sicher ist für jeden etwas dabei – ganz gleich, ob Sie lieber aus eigener Kraft entspannen möchten, mit der Partnerin oder dem Partner, mit Freunden oder einem ausgebildeten Lehrer. Einige Entspannungstechniken sind überraschend einfach, andere nur mit etwas Anlaufzeit und unter guter Anleitung erlernbar.

Zur schnellen Orientierung finden Sie zu jedem Eintrag eine Kurzbeschreibung, denn nicht jede Entspannungstechnik wird jedem vertraut sein. Dazu werden die Stärken der einzelnen Disziplinen bewertet, also:

- schnell und leicht erlernbar,
- leicht auszuführen,
- gut für zwischendurch.

Bei allen Testkriterien gilt auch hier: Es gibt Punkte von 1 bis 6, wobei 6 die Bestnote ist.

| | schnell und leicht erlernbar | leicht auszuführen | gut für zwischendurch | Kurzbeschreibung |
|---|---|---|---|---|
| **Akupressur/ Shiatsu** | ☺☺☺ | ☺☺ | ☺☺☺ | Akupressur (chinesisch) und Shiatsu (japanisch) sind mit der Akupunktur verwandt. Bei diesen Massagetechniken wird Druck mit den Fingerkuppen, den Daumen, den Handflächen und manchmal auch den Ellbogen ausgeübt. Massiert werden die von der Akupunktur bekannten Punkte auf den so genannten Meridianen, die mit den inneren Organen verbunden sein sollen. Da Akupressur und Shiatsu zur Schmerzlinderung beitragen, werden unter Umständen wichtige Anzeichen einer ernsthaften Erkrankung nicht frühzeitig erkannt und behandelt. |
| **Alexander-Technik** | ☺☺ | ☺☺☺ | ☺☺ | Der australische Schauspieler Frederick M. Alexander entwickelte ein Konzept, mit dessen Hilfe Verspannungen durch bewusste Kontrolle des Bewegungsablaufes und der Körperhaltung vermieden werden können. In der Alexander-Technik wird in erster Linie die falsche Haltung behandelt, die Muskelverspannungen verursacht. Sie wirkt meist nicht sofort. So kann bei akuten Muskelschmerzen im Bereich von Nacken, Schultern und Rücken eine Linderung erst nach einiger Zeit eintreten. |
| **Atemtechniken** | ☺☺☺☺ | ☺☺☺☺☺☺ | ☺☺☺☺☺☺ | Oft wird man sich der Atmung erst bei einer körperlichen Anstrengung oder bei einer seelischen Belastung bewusst. Viele Menschen haben jedoch eine falsche Atemtechnik – ohne es zu wissen. Hektik und Stress der modernen Lebensweise tragen ebenso dazu bei wie Bewegungsmangel, Fehlhaltungen oder Übergewicht. Dies kann zu verschiedenen Beschwerden und Erkrankungen führen. Die Atemtherapie ist eine sanfte Behandlungsmethode. Wenn jedoch eine akute, schwere Erkrankung vorliegt, sollte man mit der Anwendung bis zur Genesung warten. |
| **Autogenes Training** | ☺ | ☺☺ | ☺☺☺ | Wer die Kunst der Entspannung durch autogenes Training beherrschen will, sollte sich über einige Wochen hinweg von einem ausgebildeten Lehrer im Einzel- oder Gruppenunterricht anleiten lassen. Im fortgeschrittenen Stadium der Ausbildung sind Sie in der Lage, Ihre Muskelspannung, Ihren Puls und Ihre Atmung zu beeinflussen und dadurch eine körperliche und seelische Entspannung herbeizuführen. Erfordert längere Einarbeitung. |
| **Fußreflexzonenmassage** | ☺☺☺ | ☺☺☺ | ☺☺ | Durch die Punktmassage der Fußsohlen kann der gesamte Körper positiv beeinflusst werden. Der Therapeut behandelt den Patienten in Rückenlage auf einer Liege. Da es zu vergleichsweise starken Reaktionen im gesamten Organismus kommen kann, ist diese Form der Behandlung nur für geübte Hände geeignet. Wichtig nach jeder Massage ist die Nachruhe, während der Sie 10 bis 20 Minuten ungestört liegen sollten. |

| | schnell und leicht erlernbar | leicht auszu-führen | gut für zwischen-durch | Kurzbeschreibung |
|---|---|---|---|---|
| Massage/ Partner-massage | ☺☺ | ☺☺☺ | ☺☺☺ | Bei der Massage wird per Hand eine bessere Durchblutung der Muskulatur, der Gelenke, der Sehnen und des Organismus erreicht. Organe und Zellen werden mit frischem, sauerstoffreichem Blut versorgt. Zusätzlich lösen sich Schlackenstoffe und Gifte aus dem Gewebe und werden über das Blut abtransportiert. Dadurch ist Heilung schneller möglich bzw. die Gesundheit kann erhalten bleiben. Hilft u. a. bei Verspannungen, bekämpft jedoch nicht deren Ursache. |
| Meditations-techniken | ☺☺☺ | ☺☺☺ | ☺☺☺ | Meditationen sind traditionelle Techniken der Bewusstseins- und Selbstfindung. Meditation bedeutet, sich selbst und das eigene Bewusstsein zu erfahren, es zu leiten und zu erweiterten und zu neuen Perspektiven zu gelangen. Erwiesener Langzeiteffekt regelmäßiger Meditation ist ein besserer Umgang mit Stress. Man lernt, Abstand zu seinen Alltagsproblemen zu finden und die jeweilige Lebenssituation aus einer veränderten Perspektive zu betrachten. |
| Muskel-entspan-nung nach Jacobson | ☺☺☺ ☺ | ☺☺☺ ☺ | ☺☺☺ ☺ | Die Muskelentspannung (auch Muskelrelaxation) nach Jacobson ist dem autogenen Training sehr ähnlich, allerdings muss der Ausführende die Entspannung durch gezieltes Anspannen der Muskulatur fördern. Sie sollten jedoch die Anleitungen (zum Beispiel Audio-CD) genau befolgen, um die Übungen richtig zu machen. |
| Fantasie-reise | ☺☺☺ ☺☺☺ | ☺☺☺ ☺☺☺ | ☺☺☺ ☺☺☺ | Fantasiereisen sind zwar nicht jedermanns Sache, aber sie sind jederzeit von jedem durchzuführen – etwa mit Hilfe von Kassetten und CDs mit ruhiger Musik und gesprochenen Texten. Sie können sich entspannt hinlegen und der Geschichte oder den Anweisungen anvertrauen, neue Kraft tanken und auf Entdeckungsreise zu den eigenen inneren Kraftreserven und Potenzialen gehen. |
| Qi Gong | ☺☺☺ | ☺☺☺ | ☺☺☺ ☺ | Ähnlich wie Tai Chi ist Qi Gong eine Art meditative Gymnastik aus China, die Atmung, Bewegung und Haltung miteinander verbindet. Laut traditioneller chinesischer Medizin führt Qi Gong zu mehr emotionaler Ausgeglichenheit, Konzentration und Gelassenheit. |
| Tai Chi | ☺ | ☺ | ☺☺ | Tai Chi Chuan verbindet Bewegung, Meditation und Heilgymnastik. Tai Chi Chuan sieht man heute als geeignete Methode, um die Gesundheit zu erhalten. Außerdem hilft Tai Chi Chuan bei stressbedingten Beschwerden wie Schlafstörungen, Migräne, Nervosität und Unzufriedenheit. |

| | schnell und leicht erlernbar | leicht auszu-führen | gut für zwischen-durch | Kurzbeschreibung |
|---|---|---|---|---|
| **Visualisie-rungen** | ☺☺☺ | ☺☺☺ ☺☺☺ | ☺☺☺ ☺ | Wenn Sie Ihre Ziele kennen, ist es leichter, Wichtiges von Unwichtigem zu unterscheiden und Ihre Aufmerksamkeit auf das zu richten, was Sie weiterbringt und stärkt. Durch das Visualisieren Ihre Kernziele, das heißt das Sie-vor-dem-Auge-sichtbar-Machen, unterstützen Sie sich methodisch dabei, Ihre Träume, Wünsche und Absichten genauer kennen zu lernen und Ihre eigene Vision Realität werden zu lassen. |
| **Yoga** | ☺☺ | ☺☺ | ☺ | Yoga ist ein jahrtausendealtes System von Übungen für Körper und Geist. Man unterscheidet unterschiedliche Stile. Beispielsweise ist Kundalini Yoga eine effektive, dynamische Form, die es ermöglicht, sich schnell zu regenerieren. Es beinhaltet eine Kombination von Mantren, dynamischen Körperübungen, Meditation und Tiefenentspannung. Besonders geeignet für Menschen, die fordernden Situationen in Beruf und Alltag ausgesetzt sind. Kundalini Yoga ist gerade für Anfänger gut geeignet. Bei Power Yoga kommt man zudem ganz gut ins Schwitzen. |

## Mein Fitness-Projekt

In diesem abschließenden Abschnitt dreht sich alles um Ihr erstes persönliches Fitness-Projekt – es soll, darf und kann Ihnen den Einstieg in ein fitteres Leben erleichtern. Seine beiden Programme bauen auf den einfachen Übungen des Buches auf und helfen Ihnen, diese als feste Bestandteile in Ihren Tagesablauf zu integrieren.

Ihr großes Projektziel heißt: Schritt für Schritt unliebsame Gewohnheiten abbauen und gesunde Elemente in den Alltag integrieren. So können Sie sie erledigen, ohne weiter darüber nachzudenken. Wie es sich für ein Projekt gehört, sollten Sie alle Termine mit höchster Priorität in Ihren Kalender übertragen, unbedingt einhalten und regelrecht abarbeiten. Werden Sie sozusagen zu Ihrem eigenen Fitness-Projektmanager.

Warum die Programme »Projekt« heißen? Weil Sie es angehen sollen wie bei einem guten Job. Unterteilen Sie sich das Projekt in kleine, überschaubare Aufgabenteile. Dann kommen Sie gar nicht erst in Versuchung, den großen Berg vor sich her zu schieben oder gar zu kapitulieren, weil er Ihnen zu hoch, zu unbezwingbar vorkommt.

Deshalb finden Sie hier zwei verschiedene Programmpläne, die Sie jeweils sechs Wochen hintereinander ausführen sollen. Jeder Plan schlägt Ihnen für sieben Tage vor, welche Sportaktivitäten und Mini-Workouts am Montag, am Dienstag und so weiter anstehen. Nach einer Woche geht es wieder von vorne los. Haben Sie das erste Programm sechs Wochen lang durchgezogen, dürfen Sie auf das zweite Programm wechseln. Denn Abwechslung ist wichtig, für Ihre Lust an der Sache ebenso wie für Ihren Körper. Zudem bauen die beiden Programme aufeinander auf und helfen Ihnen, sich zu steigern.

**Profi-Tipp**

Auf der Site *www.eichborn.de/buero-fitness* können Sie alle Übungen des Buches und die beiden Pläne für das Fitness-Projekt herunterladen. Alle Seiten sind als PDF-Datei angelegt und können ausgedruckt in nahezu jeden Terminplaner integriert werden.

Wie die Umstellung Ihrer Ernährung sollten Sie auch Ihr Fitness-Projekt langsam und schrittweise starten. Überfordern Sie sich nicht, nutzen Sie lieber die Kraft Ihres Unterbewusstseins. Wenn es auf möglichst vielen Ebenen eine fühlbare Verbesserung feststellt, hilft Ihnen das ganz ungemein, auch und gerade bei Dingen, die Disziplin erfordern. Die folgenden vier Eckpunkte des Fitness-Projekts machen Ihnen den Anfang und das Erklimmen der ersten Hürden leichter:

- Stecken Sie sich kleine, in kurzer Zeit erreichbare Ziele; wählen Sie etwa beim Joggen zuerst kurze Strecken, die Sie in sehr ruhigem Tempo angehen. Wenn Sie ein großes Ziel verfolgen, unterteilen Sie es in kleine Teilziele.
- Machen Sie sich klar, dass es ohne eigene Anstrengung und ohne eine Änderung Ihrer Gewohnheiten nicht geht.
- Legen Sie sich Trainingskleidung zu, die nicht nur funktional ist, sondern in der Sie sich optisch wie körperlich wohl fühlen. Trainieren Sie an einem Ort, an dem Sie gerne sind.
- Glauben Sie an sich, an Ihre Willenstärke und Leistungsfähigkeit. Sie schaffen es!

Gute Argumente motivieren immer. Und weil man für alles Anstrengende besonders viele gute Gründe braucht, sollen Sie die auch bekommen.

**Zehn Gründe, fit zu sein**

1. **Sie werden selbstbewusster.** Sie lernen, sich selbst Ziele vorzugeben und umzusetzen.

2. **Sie erklimmen die Karriereleiter.** Personalchefs trauen einem aktiven Sportler mehr Fleiß und Selbstkontrolle zu als dem weniger fitten Mitbewerber.

3. **Sie bekommen neue Ideen.** Bewegung – vor allem beim Ausdauersport – sorgt für eine vermehrte Ausschüttung von Hormonen, die den Strom Ihrer Gedanken beschleunigen können. Viel Sauerstoff im Blut tut ein Übriges.

4. **Sie finden neue Freunde oder Partner.** Ob Jogging, Golf oder Tischtennis – es lohnt sich immer, ein paar Gleichgesinnte kennen zu lernen.

5. **Sport regelt Ihren Appetit und stoppt den Jo-Jo-Effekt von einseitigen Diäten.** Training hilft dem Körper, Appetit und Energiebedürfnis auszubalancieren.

6. **Fitness fördert Ihre gute Laune und lindert Depressionen.** Moderates Ausdauertraining tut der Seele gut, denn es setzt die so genannten Glücksboten im Gehirn frei.

7. **Sie schlafen besser ein.** Und zwar dann, wenn Sie drei Mal pro Woche ein paar Stunden vor dem Zubettgehen ein leichtes, 15-minütiges Workout durchführen. Außerdem stabilisiert regelmäßiger Sport Ihren Kreislauf – da schläft man nicht nur gut ein, sondern auch viel besser durch.

8. **Sport stärkt Ihre Immunabwehr.** Ein moderates Training reduziert die Anfälligkeit gegen Infekte. Umso mehr, wenn Sie mindestens einmal pro Woche nach dem Sport in die Sauna gehen.

9. **Sport stärkt Ihren Rücken und hält die Bandscheiben fit:** Gute Bauch- und Rückenmuskeln sind wie ein natürliches Korsett. Und wo das Skelett problemlos gehalten wird, gibt es auch weniger Verspannungen.

10. **Last but not least – Sie sehen besser aus:** Das wiederum macht Sie noch selbstbewusster und so weiter und so weiter ...

**Zuerst zum Arzt?**
Bevor Sie mit dem Fitness-Projekt anfangen, sollten Sie den folgenden Fragenkatalog durchgehen. Falls Sie mindestens eine der Fragen mit ja beantworten können, empfehlen wir einen Gang zum Arzt. Suchen Sie am besten einen guten Sportarzt auf oder einen Arzt, von dem Sie wissen, dass er selbst sportlich aktiv ist. Lassen Sie sich von ihm durchchecken, und sprechen Sie mit ihm ab, was Sie unbedingt beim Training beachten müssen. Denn selbst wenn der Arzt kleine oder große Handicaps findet, heißt das noch lange nicht, dass Sie ganz aufs Training verzichten müssen – im Gegenteil. Nur sollte Ihre Trainingsplanung in jedem Fall Ihre persönlichen Voraussetzungen oder Einschränkungen berücksichtigen.

- Ich bin über 35 Jahre alt und mein letzter Check-up liegt schon über zwei Jahre zurück.
- Ich habe noch nie Sport getrieben.
- Ich habe seit einigen Jahren keinen Sport mehr getrieben.
- Ich habe einen erhöhten Blutdruck.
- Ich habe zu hohe Cholesterinwerte.
- Ich habe Kreislaufprobleme beziehungsweise mein Herz schlägt unregelmäßig.
- Ich stehe unter permanentem Stress.
- Ich bin Kettenraucher.
- Ich trinke täglich Alkohol.
- Mir ist gelegentlich schwindelig.
- Ich nehme verschreibungspflichtige Medikamente.
- Ich habe Diabetes mellitus.
- Ich habe eine andere chronische Krankheit.
- Ich habe Gelenkprobleme, etwa an den Knien oder Handgelenken.
- Ich habe Rücken- oder Nackenbeschwerden.
- Ich habe ein anderes orthopädisches Problem.

## Öfter und kürzer statt seltener und länger

Wer regelmäßig Ausdauertraining betreibt, tut das Beste für seine Gesunderhaltung. Selbst wenn Sie beruflich stark eingebunden sind, entscheidet ein zusätzliches Konditionstraining maßgeblich darüber, wie fit Sie sich vor, während und insbesondere nach Ihrem beruflichen Einsatz fühlen.

Vor allem die Zeit spielt beim Ausdauertraining eine große Rolle. Das Atmungs- und Herz-Kreislauf-System funktioniert nur besser, wenn Sie es regelmäßig und ausreichend belasten. Unser Organismus braucht mindestens zehn Minuten, um sich auf eine Belastung einzustellen. Folglich muss ein Ausdauertraining mehr als zehn Minuten ununterbrochen andauern. Doch auch nach oben gibt es Grenzen: Wenn Sie bis an Ihre Erschöpfungsgrenze gehen, bringt es nichts für Ihre Fitness, und Sie verlieren obendrein schnell die Lust. Deswegen sollten beispielsweise Jogger nur so schnell laufen, dass sie sich dabei noch problemlos unterhalten können.

## Zehn Grundregeln für ein gesundes und effektives Sporttraining

- **Beginnen Sie langsam.** Gerade zu Beginn eines Sportprogramms mutet man sich gerne viel zu viel zu. Vor allem wenn der Organismus nicht (mehr) an körperliche Aktivitäten gewöhnt ist, darf man ihn am Anfang nicht zu sehr fordern. Im Zweifel lieber einen Gang zurückschalten, sonst geht Ihnen vielleicht gleich wieder die Puste aus.

- **Steigern Sie sich kontinuierlich.** Gleichgültig für welche Sportart Sie sich entscheiden, schon nach kurzer Zeit werden Sie Fortschritte erzielen. Und natürlich haben Sie dann den Wunsch, die Belastung zu steigern. Tun Sie dies – aber bitte langsam. Gönnen Sie Ihrem Körper jeweils ausreichend Zeit, sich den neuen Anforderungen anzupassen.

- **Trainieren Sie regelmäßig.** Skifahren im Winter und ein Aktivurlaub im Sommer sind grundsätzlich prima und auf jeden Fall viel besser als nichts. Wirkliche Fitness erreichen Sie aber nur, wenn Sie das ganze Jahr möglichst zwei bis drei Mal pro Woche trainieren. Nur so steigern und erhalten Sie Ihre Leistungsfähigkeit dauerhaft und riskieren auch keine gesundheitlichen Schäden durch einen unvorbereiteten Aktivurlaub. Schließlich sollen es Ihre schönsten Wochen des Jahres werden.

- **Suchen Sie sich Aktivitäten, die Ihnen Spaß machen.** Das beste Bewegungsprogramm hat keinen Sinn, wenn der Spaß fehlt und man nicht am Ball bleibt. Wenn Ihnen beispielsweise schon beim bloßen Gedanken an bestimmte Sportarten unwohl wird, lassen Sie es besser gleich bleiben. Quälen Sie sich nicht, spätestens nach einigen Wochen haben Sie vermutlich sowieso keine Lust mehr, und das Thema Bewegung wäre womöglich abgehakt. Suchen Sie sich aus unserer Sportartentabelle lieber Aktivitäten, die Ihnen spontan zusagen.

- **Nehmen Sie bei der Auswahl der Sportarten Rücksicht auf gesundheitliche Risiken.** Eventuell ist nicht jede Sportart für Sie gesund. Im Zweifelsfall fragen Sie bitte Ihren Arzt, ob er mit Ihrer Wahl einverstanden ist. Beispielsweise sollte ein Übergewichtiger nicht unbedingt joggen, da es seine Gelenke zu sehr belastet; Schwimmen oder Radfahren hingegen wären für ihn ein hervorragender Ausdauersport – das Gewicht wird vom Wasser getragen beziehungsweise umverteilt und durch das Fahrrad gestützt.

- **Optimieren Sie Ihre Bewegungstechnik.** Man lernt nie aus – auch und gerade beim Sport. Es gibt immer Möglichkeiten, die Bewegungsqualität zu verbessern oder sogar neue Techniken zu erlernen. Sie profitieren mit besseren Leistungen, steigern die Bewegungseleganz und reduzieren »nebenbei« das Verletzungs- und Überlastungsrisiko.

- **Wechseln Sie mal die Sportart.** Immer die gleichen Übungen, immer die gleiche Bewegungsform – das kann auf Dauer einseitig und langweilig werden. Seien Sie mutig, probieren Sie ruhig mal die eine oder andere neue Sportart aus! Dies steigert auf die Dauer nicht nur das Bewegungsrepertoire und fördert verschiedene Muskel- und Gelenkpartien, sondern erhält auch den Spaß an der körperlichen Bewegung.

- **Passen Sie Ihre Ernährung der Belastung an.** Trainieren Sie weder mit vollem noch mit leerem Magen. Zirka zwei Stunden vor dem Training können Sie aber gerne einige Kohlehydrate (zum Beispiel ein kleines Müsli) zu sich nehmen, damit der Körper während des Sports leistungsfähig bleibt. Nach dem Training ist es wichtig, den Flüssigkeitsverlust durch leichte, mineralstoffreiche Getränke wie zum Beispiel Apfelschorle wieder aufzufüllen. Insgesamt empfiehlt es sich für sportaktive Menschen, ihre Ernährung kohlehydratreich, fettbewusst und eiweißreich auszurichten.

- **Besorgen Sie sich eine funktionelle Ausrüstung, in der Sie sich wohl fühlen.** Die Ausrüstung sollte Ihnen gefallen, Ihre Aktivitäten so gut wie möglich unterstützen und Sie vor unerwünschten Nebenwirkungen schützen. Ob Trainingsanzug, Schuhwerk, Schläger, Snowboard oder Surfbrett – lassen Sie sich gut beraten, und gönnen Sie sich Zeit für Ihre Kaufentscheidung. Nutzen Sie nach Möglichkeit Angebote, um Sportgeräte (Leihgeräte) in der Praxis zu testen, und informieren Sie sich durch das Lesen von Testergebnissen.

- **Machen Sie Ihr Bewegungsprogramm zum festen Bestandteil Ihres Terminkalenders.** Je voller Ihr Terminkalender ist, desto fester sollten die Zeiten für ein regelmäßiges Bewegungsprogramm stehen. Natürlich ist eine gewisse Flexibilität trotzdem nötig, falls der Kunde wirklich nur an diesem Abend kann. Aber grundsätzlich sollten Sie Ihrem Sportprogramm eine ernsthafte Wichtigkeit einräumen und einen Sporttermin lieber verschieben, als ihn ausfallen zu lassen. Denn der Schlüssel zum (Trainings-)Erfolg liegt in der Regelmäßigkeit. Wer den Sport zu oft aufgrund anderweitiger Verpflichtungen opfert, verfehlt schnell sein Trainingsziel und ist frustriert. Am besten, Sie finden Partner, mit denen Sie sich zum Sport verabreden. Das erhöht die Verbindlichkeit und meist auch den Spaß.

**Profi-Tipp**

Als Einstiegshilfe bieten sich auch Personal Fitness Trainer an. Personal Training ist so erfolgreich, weil der Trainer konsequent die persönlichen Vorlieben, den Körpertyp, den jeweiligen Ist-Zustand und die individuellen Ziele berücksichtigt. Der Personal Trainer hilft, erste Motivationsschwierigkeiten zu überwinden und Trainingsroutine einzuüben. Durch die zielgerichtete Auswahl der Übungen und deren typgerechte Trainingsanleitung stellen sich schnell Erfolge ein. Buchen Sie zum Beispiel fürs Erste zehn Stunden. Personal Fitness Trainer in Ihrer Nähe finden Sie unter *www.personalfitness.de*. Oder nutzen Sie ein Probeabo beziehungsweise eine Zehnerkarte für ein Fitness-Studio, das gutes Betreuungspersonal hat.

## Der Zwölf-Wochen-Plan

So, das war jetzt aber genug der Vorbereitung! Nun sind Sie bereit loszulegen. Mit Hilfe der beiden folgenden Sechs-Wochen-Pläne (Plan 1 = Einsteiger, Plan 2 = Fortgeschrittene) lernen Sie, Fitness und Bewegung in Ihren Alltag zu integrieren. Die ersten sechs Wochen dienen vor allem dem Erlernen von Übungen, die Ihre Beweglichkeit steigern. Haben Sie diesen Meilenstein erreicht, geht es mit Kraft- und Ausdauertraining weiter.

Hier ein paar grundlegende Anmerkungen zu den folgenden Trainingsplänen:

- Sie entscheiden selbst, welche Form des Ausdauertrainings Sie wählen (Laufen, Walken, Step und so weiter).
- Die Termine zum Frühstück richten sich besonders an Frühstücksmuffel. So lernen Sie, das Frühstück als wichtigste Mahlzeit für einen energiegeladenen Arbeitstag zu schätzen.
- Damit Sie die Übungen vor allem am Anfang nicht falsch machen: Nehmen Sie immer dieses Buch mit. Oder laden Sie sich die Mini-Workouts als PDF-Datei aus dem Internet herunter (siehe *www.eichborn.de/buero-fitness*). Sie können sie ausdrucken und in Ihren Terminplaner heften.
- Schreiben Sie sich Ihre Fitness- und Wellness-Aktivitäten in den Timer und arbeiten Sie sie genauso zuverlässig ab wie Ihre Geschäftstermine.
- Wechseln Sie erst in das Fortgeschrittenenprogramm (Plan 2), wenn das aktuelle Training für Sie keinerlei Schwierigkeit mehr darstellt – also frühestens nach Ablauf der ersten sechs Wochen.
- Gönnen Sie sich regelmäßig, etwa nach der längsten Trainingseinheit oder nach vier, fünf Tagen, einen Ruhetag. Am folgenden Tag geht es dann mit der nächsten Einheit weiter.
- Im zweiten Plan, dem Sechs-Wochen-Programm für Fortgeschrittene, haben wir für Sie an jedem Wochenende »Schnupper-Zeit« eingeplant. Schauen Sie sich ein anderes Studio, eine unbekannte Sportart oder eine neue Entspannungstechnik an. Orientieren Sie sich dabei ruhig an den beiden Überblickslisten zu Sportarten und Entspannungstechniken (siehe Seite 117 f.). Damit bekommen Sie neue Anregungen und verlassen eingetretene Pfade. Mit etwas Glück und Disziplin findet so jeder eine Sportart und eine Entspannungstechnik, die ihn womöglich irgendwann richtig begeistert. Das klappt sogar bei hartnäckigen Sportmuffeln. Sie müssen nur wollen.

| Plan 1 (Einsteiger) | | | | | | | |
|---|---|---|---|---|---|---|---|
| 1.–6. Woche (= ___ KW) | Tag 1 | Tag 2 | Tag 3 | Tag 4 | Tag 5 | Tag 6 | Tag 7 |
| **Ausdauer** | Übung 32 | | Übung 32 | | Übung 32 | | 30 Minuten spazieren gehen oder Ausdauersport |
| **Kraft & Beweglichkeit (über den ganzen Tag verteilt zwischendurch)** | Übung 15<br>Übung 4<br>Übung 5 | Übung 14<br>Übung 7<br>Übung 6 | Übung 15<br>Übung 4<br>Übung 5 | Übung 14<br>Übung 7<br>Übung 6 | Übung 15<br>Übung 4<br>Übung 5 | Übung 14<br>Übung 7<br>Übung 6 | |
| **Ernährung** | reichlich frühstücken<br><br>über den Tag mind. 2 Liter Wasser | vegetarischer Tag<br><br>über den Tag mind. 2 Liter Wasser | reichlich frühstücken<br><br>über den Tag mind. 2 Liter Wasser | den ganzen Tag ohne Süßigkeiten und Alkohol<br><br>über den Tag mind. 2 Liter Wasser | Fisch oder Geflügel<br><br>über den Tag mind. 2 Liter Wasser | reichlich frühstücken<br><br>über den Tag mind. 2 Liter Wasser | reichlich frühstücken<br><br>über den Tag mind. 2 Liter Wasser |
| **Entspannung** | Übung 26<br>Übung 18 | Übung 8 | Übung 26<br>Übung 18 | Übung 8 | Übung 26<br>Übung 18 | Übung 8<br>Übung 15<br>Massage<br>Sauna<br>Wellness-Bad | Übung 20 |
| **Übertragen mit fester Uhrzeit in Terminplaner** | Übung 32 vor der Arbeit<br><br>Übung 26, Übung 18 in Pause, vor Meetings etc. oder nach Feierabend | Übung 8 in Pause, vor Meetings etc. oder nach Feierabend | Übung 32 vor der Arbeit<br><br>Übung 26, Übung 18 in Pause, vor Meetings etc. oder nach Feierabend | Übung 8 in Pause, vor Meetings etc. oder nach Feierabend | Übung 32 vor der Arbeit<br><br>Übung 26, Übung 18 in Pause, vor Meetings etc. oder nach Feierabend | Sauna etc. | Ausdauereinheit |

| Plan 2 (Fortgeschrittene) | | | | | | | |
|---|---|---|---|---|---|---|---|
| **7.–12. Woche (= ___ KW)** | **Tag 1** | **Tag 2** | **Tag 3** | **Tag 4** | **Tag 5** | **Tag 6** | **Tag 7** |
| Ausdauer | 20 Min. Ausdauer | | 20 Min. Ausdauer | | 20 Min. Ausdauer | | 1 Stunde spazieren gehen |
| Kraft & Beweglichkeit (über den ganzen Tag verteilt zwischendurch) | Übung 15<br>Übung 14<br>Übung 4<br>Übung 31<br>Übung 19<br>Übung 18 | Übung 15<br>Übung 14<br>Übung 4<br>Übung 5<br>Übung 34 | Übung 15<br>Übung 14<br>Übung 4<br>Übung 31<br>Übung 19<br>Übung 18 | Übung 15<br>Übung 14<br>Übung 4<br>Übung 5<br>Übung 34 | Übung 15<br>Übung 14<br>Übung 4<br>Übung 31<br>Übung 19<br>Übung 18 | Übung 15<br>Übung 14<br>Übung 4<br>Übung 5<br>Übung 34 | |
| Ernährung | reichlich frühstücken<br><br>über den Tag mind. 2 Liter Wasser | den ganzen Tag ohne Süßigkeiten und Alkohol<br><br>über den Tag mind. 2 Liter Wasser | reichlich frühstücken<br><br>über den Tag mind. 2 Liter Wasser | vegetarischer Tag<br><br>über den Tag mind. 2 Liter Wasser | Fisch oder Geflügel<br><br>über den Tag mind. 2 Liter Wasser | reichlich frühstücken<br><br>über den Tag mind. 2 Liter Wasser | reichlich frühstücken<br><br>über den Tag mind. 2 Liter Wasser |
| Entspannung | Übung 8 | Übung 26<br>Übung 2 | Übung 8 | Übung 26<br>Übung 2 | Übung 8 | Übung 26<br>Übung 2 | Übung 20<br>Massage<br>Sauna<br>Wellness-Bad |
| Übertragen mit fester Uhrzeit in Terminplaner | Ausdauer vor oder nach der Arbeit<br><br>Übung 8 in Pause, vor Meetings etc. oder nach Feierabend | Übung 26, Übung 2 in Pause, vor Meetings etc. oder nach Feierabend | Ausdauer vor oder nach der Arbeit<br><br>Übung 8 in Pause, vor Meetings etc. oder nach Feierabend | Übung 26, Übung 2 in Pause, vor Meetings etc. oder nach Feierabend | Ausdauer vor oder nach der Arbeit<br><br>Übung 8 in Pause, vor Meetings etc. oder nach Feierabend | Übung 26, Übung 2 in Pause, vor Meetings etc. oder nach Feierabend neue Sportart oder Entspannungstechnik probieren | Sauna etc. |

- Alle Übungen zu »Kraft & Beweglichkeit« machen Sie am besten über den ganzen Tag verteilt, also zwischendurch und immer wieder. Koppeln Sie doch die einzelnen Übungen an wiederkehrende Tätigkeiten. Ein Beispiel: Immer wenn Sie den Telefonhörer auflegen, machen Sie eine der Übungen. (Das gilt natürlich nicht für Mitarbeiter eines Callcenters, sonst gibt's Ärger mit dem Chef ...)
- Wer Sport macht, hat einen besonders hohen Flüssigkeitsbedarf. Trinken Sie vor allem bei schweißtreibenden Sportarten immer wieder zwischendrin ein paar kräftige Schlucke Wasser.

## Kapitel V

# Noch mehr Infos und Service

## Bücher


Hans-Otto Becker, Dagmar Schenten: *Fit im Job.* Offenbach 1998.

Allen Carr: *Endlich Nichtraucher.* München 2001.

Jay Cooper, Kathryn Lance: *Schnell zum Wunschgewicht – Das individuelle Diätprogramm für Ihren Körpertyp.* Köln (ohne Jahr).

Prof. Dr. Ibrahim Elmadfa, Waltraute Aign, Doris Fritzsche: *Nährwerte.* München 2002.

Dr. Wolfgang Feil, Dr. Thomas Wessinghage: *Ernährung und Training fürs Leben.* Nürnberg 2000.

Marion Grillparzer: *Fatburner – So einfach schmilzt das Fett weg.* München 1999.

Ilse Gutjahr: *Das große Dr. M.O. Broker-Ernährungsbuch.* Lahnstein (ohne Jahr).

Wilhelm Johnen: *Muskelentspannung nach Jacobson.* München 1999.

Tania Konnerth: *Montag ist erst übermorgen – Wohlfühltipps fürs Wochenende.* Freiburg 2001.

Prof. Dr. med. Dietrich Langen: *Autogenes Training.* München 1999.

Dr. Hans-Wilhelm Müller-Wohlfahrt: *Mensch, beweg Dich!* München 2001.

Helmut Oberlack: *Tai Ji Quan – Harmonie für Körper, Geist und Seele.* München 2000, 2. Auflage.

Cyrus A. Rahman, Manfred Schwarz: *ManPower.* München 2003.

Margit Rüdiger: *Power Walking.* München 2001.

Karin Schutt: *Enjoy! Massagen zum Entspannen.* München 2002.

Anna Trökes: *Das große Yoga-Buch.* München 2000.

Dr. Thomas Wessinghage: *Laufen.* München 2001.


## Adressen

Bundesministerium für Gesundheit und Soziale Sicherung
Postfach 500, 53108 Bonn
*www.bmgs.bund.de*

Bundesministerium für Verbraucherschutz, Ernährung und Landwirtschaft
Postfach 14 02 70, 53107 Bonn
*www.verbraucherministerium.de*

Bundeszentrale für gesundheitliche Aufklärung
Ostmerheimer Str. 220, 51109 Köln
*www.bzga.de*

Deutsche Gesellschaft für Ernährung e.V.
Godesberger Allee 18, 53175 Bonn
*www.dge.de*

Haus des Sports
Prinz-Eugen-Straße 12, A-1040 Wien

Bundeskanzleramt Sektion für Sportangelegenheiten
Prinz-Eugen-Straße 12, A-1040 Wien
*www.sport.austria.gv.at*

Bundesamt für Sport (BASPO)
Hauptstraße 243, CH-2532 Magglingen
*www.baspo.ch*

## Links

*www.dgaehat.de*
Deutsche Gesellschaft für ärztliche Hypnose und autogenes Training e.V.; gute Linkliste zu Fachärzten.

*www.eichborn.de/buero-fitness*
Auf dieser Site finden Sie alle Übungen des Buches und die beiden Pläne für das Fitness-Projekt. Alle Seiten sind als PDF-Datei angelegt, damit Sie sie ausdrucken und in Ihren Terminplaner integrieren können.

*www.enjoyofficework.de*
Virtueller Trainer für Schreibtisch- und PC-Arbeiter zum Herunterladen.

*www.dsb.de*
Die Site des Deutschen Sportbundes.

*www.richtigfit.de*
Unter anderem Vereinssuche, Fitness-Programme und Tests sowie ein Fitness-Lexikon.

*www.fit1.de*
Aktuelles zum Thema Fitness und Lifestyle.

*www.fitforfun.de*
Virtueller Personal Trainer, Rezeptdatenbank und individuelle Trainingspläne.

*www.fitnesswelt.com*
Großes Fitnessforum mit vielen Beiträgen, Suchmaschine für regionale Fitnessanbieter.

*www.fussreflexzonenmassage.ch*
SVFM – Schweizerischer Verband für Fußreflexzonenmassage.

*www.mdr.de/hauptsache-gesund*
Lexikon zum Thema Gesundheit sowie Rezepte.

*www.microsoft.com/germany/hardware/hcg/default.html*
Der »Healthy Computing Guide« hilft bei der ergonomischen Arbeitsplatzgestaltung und gibt Tipps, wie Sie das Risiko von arbeitsbedingten Muskel- und Skelettstörungen (MSD) mindern können.

*www.sportprogesundheit.de*
Ein Angebot des Deutschen Sportbundes mit Suchmaschine zu Gesundheitskursen und Sportvereinen sowie Sportlexikon und individuellem Trainingsplan.

*www.lauftips.de/index.htm*
Infos und Termine rund ums Laufen.

*www.menshealth.de*
Deutschlands größtes Portal für Männer und Fitness.

*www.personalfitness.de*
Trainer-Finder mit umfangreicher Datenbank und Kurzporträts der Personal Trainer in Deutschland (siehe auch Seite 131).

*www.bdpt.org*
BDPT – Bundesverband Deutscher Personal Trainer e.V.

*www.tai-chi.de*
Tai-Chi-Forum Deutschland; Ausbildungsmöglichkeiten und Kurse in Deutschland.

*www.yoga.de*
Berufsverband der Yogalehrenden in Deutschland e.V. (BDY); Infos und Links rund um das Thema Yoga.

*www.wellnessfinder.com/wfinder/*
Links zu Wellness-Hotels und -Anbietern in ganz Deutschland.

*www.xx-well.com*
Individuelle Trainingspläne für Ernährung und Fitness online erstellen.

## Verzeichnis der Mini-Workouts



## Register